中医基础理论入门

杨文佳 主编

 化学工业出版社
·北京·

图书在版编目（CIP）数据

中医基础理论入门六讲 / 杨文佳主编．--北京：
化学工业出版社，2024.11．--ISBN 978-7-122-46330
-2

I. R22

中国国家版本馆 CIP 数据核字第 2024XB2296 号

责任编辑：王新辉　赵玉欣　　　　　　　　装帧设计：关　飞

责任校对：宋　夏

出版发行：化学工业出版社（北京市东城区青年湖南街 13 号　邮政编码 100011）

印　　装：大厂回族自治县聚鑫印刷有限责任公司

710mm×1000mm　1/16　印张 12$\frac{1}{4}$　字数 150 千字　2025 年 1 月北京第 1 版第 1 次印刷

购书咨询：010-64518888

售后服务：010-64518899

网　　址：http://www.cip.com.cn

凡购买本书，如有缺损质量问题，本社销售中心负责调换。

定　　价：59.80 元

中医学是一门从观察世界中所感知而得的哲学与自然医药经验相结合的学科，其理论与治病方式完全不同于现代西医，因此需要转换对人体生理与健康的固有认识，从中医的角度重新认识这一切。特别是要熟稔阴阳、五行、藏象、经络等基础理论，方能入得其门。而这些理论又都比较抽象，因此，一本尽可能通俗的入门书籍就显得尤为重要，本书正是为满足这一需求而编写的。

本书严格遵循中医理论，将中医基础知识做了拆分，用通俗的语言重新呈现出来，对于一些抽象的理论和概念，以及相互关系问题，以漫画形式展现，力求使从未接触过中医的读者也能读得懂、看得明白。

本书分为六讲，分别是阴阳五行、精气血津液神、五脏六腑、经络、体质、疾病的防治，由浅入深，引导初学者无压力地进入中医之门。

作为中医学最基础的理论，阴阳、五行，以及精、气、血、津液、神等，很多人觉得比较玄，理解起来不太容易。为此，我们使用了大量漫画，将各自的运行以及相互间的转化关系等做了直观展现，相信零基础的读者也能很容易明白其中的原理。

五脏六腑的概念很多人可能有所了解，但中医学的五脏六腑有其独特的概念范畴，属于功能系统，与西医所讲的脏器有很大的不同。为了能够形象地描述其功能与关系，仍采用了大家熟知的图表展现形式，以便大家更好地理解。但一定要时刻记得，五脏六腑是功能系统而非某个具体的脏器。

经络和体质两部分相对没有那么抽象，在介绍理论的同时，我们更多地是给出了一些具体的操作方法，无论是日常保健还是治病，都值得亲自上手实践。针灸部分有一些注意事项，在实践时要特别注意。如非熟练掌握，建议不要尝试针刺。

最后一讲的内容是疾病的防治。了解了疾病的发生原理，以及不同类型疾病的治疗原则和方法，结合前面几讲的内容，基本上就能对健康与疾病有一个较为系统的认识，可谓已入得中医之门。

本书只是中医基础理论入门，如果想要进一步了解诊病治病的方法，建议阅读本书的姊妹篇《中医诊病治病入门六讲》。

愿本书成为你在学习中医路上的一盏明灯，也愿你在探索中医的道路上不断收获健康与快乐！

编者

2024 年 8 月

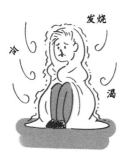

第三讲

人体生命活动的核心
——五脏六腑

第四讲

人体气血运行的通道——
经络

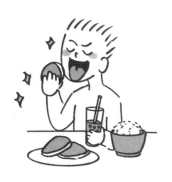

第五讲

每个人都是独特的——体质

走进中医之门
——阴阳五行

中医学是从观察世界中所感知而得的哲学与自然医药经验相结合的学科。其最大的特点是，采用了一种以整体观念为基础的方法来解释人体的生理和病理现象。中医理论主要基于阴阳和五行的哲学思想，了解这些理论，具备中医思维，才能真正走进中医之门。

阴阳平衡，才能健康

◎ 阴阳是什么

古人认为天人相应，人体也是自然界的一部分，因此，对于自然界中阴阳的认识与理解，很容易就运用到人体中来。《素问·阴阳应象大论》中就说："阴阳者，天地之道也，万物之纲纪，变化之父母，生杀之本始，神明之府也，治病必求于本。"认为人体的生理活动、疾病的发生发展等也在阴阳变化的范畴中。

> "阴阳者，天地之道也，万物之纲纪，变化之父母，生杀之本始，神明之府也，治病必求于本。"
>
> ——《素问·阴阳应象大论》

在人体中是怎么分阴阳的呢？在人体中，阴多用来形容有实体、实质的东西，阳多用来表示无形但有能量、有功能的东西。《道德经》中说："道生一，一生二，二生三，三生万物。万物负阴而抱阳。"万物负阴，即万物有形，有实质的形体，但是它的存在以及内部功能的运转，必须以能量去维系，所谓"抱阳"就是为物质输入能量，有了能量才能实现其功能。

人体部位或者生理关系的阴阳划分如下：

- 以腰为界，腰以上阳气上升，为阳；腰以下阴气沉浊，为阴。

- 腹部为诸多脏器所居之处，需要保护，为阴；背部有坚实的肌肉骨骼可保护身体，为阳。

- 五脏充满精气而不泄，为阴；六腑传导水谷，为阳。

- 血和津液为实质之物，为阴；气为不可见之物，有能量，为阳。

- 循环于四肢内侧的经络为阴，循环于四肢外侧的经络为阳。

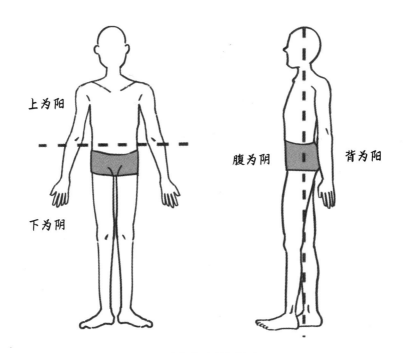

人体部位的阴阳划分

上面这种划分比较笼统，属于宏观层面。其实，不管任何事物，阴阳之中还可以再分出阴阳，乃至无穷无尽。正如《素问·五运行大论》中所说："夫阴阳者，数之可十，推之可百，数之可千，推之可万。"

◎ 阴阳的变化规律

阴阳对立制约

阴阳之间的对立制约，维持着阴阳之间的动态平衡，促进着事物的发生、发展和变化。所以中医治病会"动极者镇之以静，阴亢者胜之以阳"。

这种对立制约关系一旦失衡，则会导致疾病的产生。

阴阳相互依存

阴阳虽然相互对立，但却是一体两面的。每一方的存在都以另一方的存在为条件，如果一方不存在，另一方也就消亡了。这就像是没有上就没有相对的下，没有热就没有相对的寒。在人体也是这样。没有了血肉，就不会有功能，没有功能，血肉也就很快腐败消亡了。器官的活动（阳）必须依赖营养物质（阴）的供给，营养物质又需要依靠五脏的机能活动来生化。

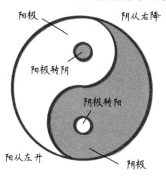

阴阳依存转化示意图

阴阳的相互依存贯穿整个生命活动的始终，一旦某一方消亡了，生命活动也就告终了。所以《素问·生气通天论》中说："阴阳离决，精气乃绝。"

阴阳消长转化

阴阳双方不是处于静止不变的状态，而是始终处于此盛彼衰、此增彼减、此进彼退的运动变化之中。阳消则阴长，阴消则阳长。

自然界春、夏、秋、冬的变换是阴阳消长最直观的体现。人体也是这样，只是无法用肉眼看到。人体的各种功能活动（阳）需要消耗一定的营养物质（阴），营养物质（阴）的化生又需要消耗一定的能量（阳），这就是人体阴阳消长的过程。在阴阳彼此消长的动态过程中保持相对的平衡，人体才能保持正常的运行规律，处于健康状态。如果这种消长关系超过了生理限度，就会出现阴阳某一方面的偏盛或偏衰，人体生理动态平衡失调，疾病就由此而生。

另外，在疾病过程中，也存在着阴阳消长的过程：一方太过，必然导致另一方不及；反之，一方不及，也必然导致另一方太过。

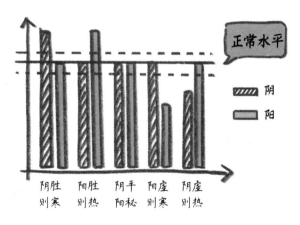

阴阳消长示意图

阴阳消长如果发展到一定程度，还会出现向相反方向转化的情况。比如某些急性热病，由于热邪极重，会大量消耗正气，持续高热之后就可能突然出现体温下降、四肢厥冷的情况，病证变化出现由阳转阴。这就是《素问·阴阳应象大论》中所说的"重阴必阳，重阳必阴""寒极生热""热极生寒"。

掌握了阴阳之间的变化规律，可以帮助我们更好地认识和判断病情，从而进行有效的辨证治疗。

◎ 中医为何要谈阴阳

阴阳理论听起来很抽象，但它能很好地对人体功能进行概括和描述。明白了阴阳在人体代表什么，就能明白人体是怎么工作的，那么对身体健康就能进行整体把握，实现辨证诊治。

阴阳概括了人体生理功能

人体的生理结构和功能都可以用阴阳来概括。比如，人体的新陈代谢是系统内物质和功能协调合作的结果。物质和功能分属阴阳：一方面营养物质是产生功能的基础，而功能活动又是营养物质在体内吸收、转运、排泄的动力；另一方面，营养物质的产生也需要消耗能量，那么营养物质的积累就是阴长阳消，而能量的产生来自物质的消耗，那么能量的产生就是阳长而阴消。再比如，身体部位、脏腑、气血津液、经络等都存在着阴阳对应。

阴阳概括了人体病理变化

若人体阴阳平衡关系遭到破坏，就要导致疾病。例如，当外界的刺激如风寒侵袭封闭了肌表，内热积滞，这就是阳长，阴液会随之而虚，就会产生口渴、小便短少、面红、大便干结等症状。这时候可以用祛风寒的药物解除肌表的封闭，同时用寒凉药物清除身体里的郁热，身体就能恢复平衡。

再如，一些慢性肾炎患者会出现身冷、无力、下肢水肿等症状。这是因为体内阳气不足，阳消则阴长，阳虚阴盛则产生内寒，代谢不足，体内水液垃圾留滞。这种情况下应补充阳气，将多余的水液垃圾排出去，系统就会恢复平衡。

用阴阳来概括病理变化，也是用系统的眼光看待人体疾病的发生与发展。

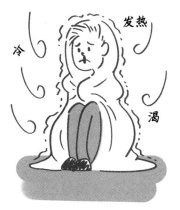

注：风寒侵袭，肌表闭塞，致使内热积滞，出现阳长而发热

阴阳失衡生疾病

◎ 阴阳在诊断中的作用

疾病的种类繁多，每种疾病的变化，以及患者个体都千差万别。但是中医都可以用阴阳来概括。中医有八纲辨证，包括阴阳、寒热、表里、虚实。其中，阴阳是总纲，寒、里、虚都属于阴，热、表、实都属于阳。

因此，无论什么情况，只要抓住了阴阳，就容易认清疾病的本质，从总体上把握疾病，化繁就简，辨证论治。比如，从疾病发展部位来看，不在表（阳），就在里（阴）或半表半里；从疾病性质来看，分为热证（阳）、寒证（阴）；从疾病发展趋势来看，可有实证（阳）、虚证（阴）。《素问·阴阳应象大论》中说的"善诊者，察色按脉，先别阴阳"就是这个意思。

分清了疾病的阴阳，再根据阴阳的盛衰虚实，结合其他辨证法则，就可进行辨证用药。通过协调阴阳，针对不同的失衡状态进行相应纠正，从而恢复阴阳的相对平衡状态，帮身体恢复健康。

总的来说，阴阳是人类对客观世界规律与联系的总结，也是人类简化世界的工具，将错综复杂的事物以及背后的运行规律以阴阳进行概括或描述，不仅体现了人类的智慧，也将帮助我们从宏观和微观上更加深入地认识我们的身体、认识这个世界。

（万物皆在五行中，人体也是）

◎ 五行是什么

大家都知道五行包括金、木、水、火、土，第一感觉是不是认为这是五种元素？其实，这五种事物只是古代道家拿来取象比类的，是为了描述事物的运动形式以及转化关系，并不是五种具体的元素。

所谓取象比类，就是将万事万物按照润下（滋润）、炎上（燃烧）、曲直（弯曲、舒张）、从革（顺从变化，刚柔相济）、稼穑（播种和收获）的性质归属到水、火、木、金、土五类中，这样哲学、占卜、历法、中医学、社会学等诸多学科就都能用五行来解释了。

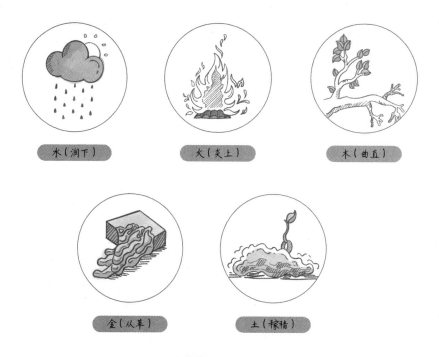

水（润下）　　　　火（炎上）　　　　木（曲直）

金（从革）　　　　土（稼穑）

"五行：一曰水，二曰火，三曰木，四曰金，五曰土。水曰润下，火曰炎上，木曰曲直，金曰从革，土爰稼穑。润下作咸，炎上作苦，曲直作酸，从革作辛，稼穑作甘。"

——《尚书·洪范》

通过"五行"这个概念，古人很容易就将宇宙万物进行了分类，而且每一类事物的性质与特征都变得形象起来。

◎ 五行之间的关系

金、木、水、火、土之间有一种非常奇妙的关系——能相互衍生和牵制，所以古人因此又创造了五行生克制化的理论，就是使五行结构系统在正常情况下能够得以自动调节，从而处于稳定的状态。具体包括五行相生、五行相克、五行制化等。

五行相生

五行相生是指两类属性不同的事物之间存在相互帮助、相互促进的关系。具体是：木生火，火生土，土生金，金生水，水生木。

在相生关系中，任何一行都有"我生"和"生我"两方面的关系。"生我"者为"母"，"我生"者为"子"，所以，五行相生关系可看作一种"母子关系"。以火为例，生"我"者木，即木能生火，则木为火之母。"我"生者土，即火能生土，则土为火之子。余可类推。

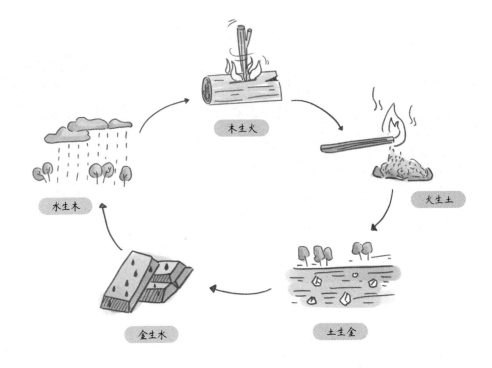

五行相克

相克与相生相反，是指两类不同属性事物之间的关系是相互克制的。具体是：木克土，土克水，水克火，火克金，金克木。

在相克关系中，任何一行都有"我克"和"克我"两方面的关系。

在生克关系中，任何一行都有"我生"和"生我"、"我克"和"克我"两方面的关系。以木为例，生我者水、我生者火，克我者金、我克者土。

五行制化

相生与相克是不可分割的两个方面，五行之间既相互资生又相互制约，生中有克，克中有生，相反相成，才能维持和促进事物的相对平衡协调和发展变化。这种关系即五行制化。

五行制化的规律如下。

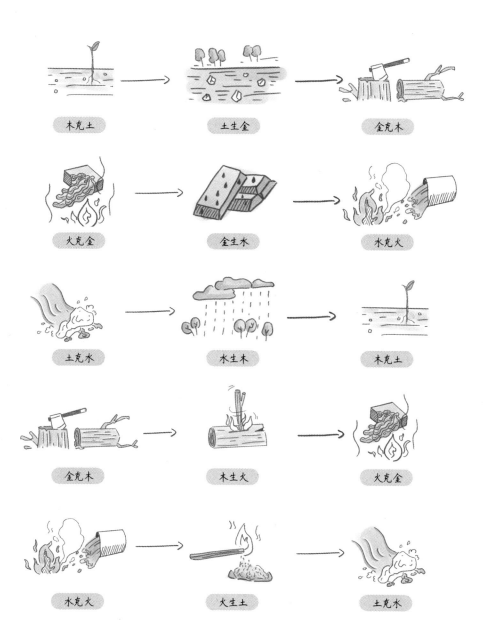

木克土　　土生金　　金克木

火克金　　金生水　　水克火

土克水　　水生木　　木克土

金克木　　木生火　　火克金

水克火　　火生土　　土克水

五行相乘

"乘"的意思是乘虚侵袭。相克是正常情况下的制约关系，相乘就是相克太过，超过了正常制约的程度，使事物之间失去了原本正常的平衡关系。

相乘现象包括两个方面。

一方面，五行中任何一行本身不足（衰弱），克它的一行便乘虚侵袭（乘），使它更加不足。以金克木为例：如果木本身不足（衰弱），金就会乘木之虚而克它，使木更虚。

反过来，五行中任何一行本身过度亢盛，而原来受它克制的那一行仍处于正常水平，也会出现过度相克的现象。仍以金克木为例：若木本身处于正常水平，但由于金过度亢进，会出现金亢乘木的现象。

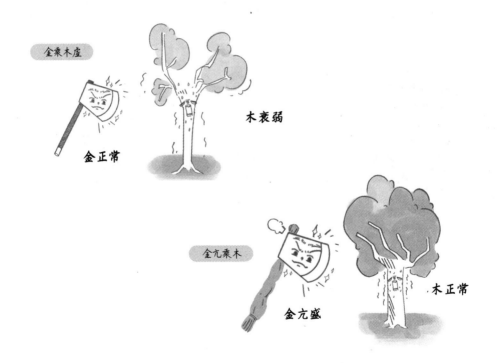

五行相侮

相侮是指五行中的任何一行本身太过，使原来克它的一行反而被它所克制。比如，木过度亢盛，那么本来克它的金反而会被木所克，使金受损，这叫"木

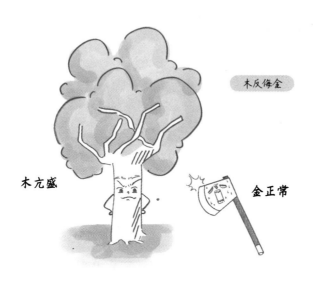

反侮金"；如果木过度衰弱，不仅金乘木，而且本来被木克的土也会乘此机会反侮之，称为"土壅木郁"（土反侮木）。

五行理论帮助古人理解了许多复杂事物背后的原理，特别是相生相克的关系可以帮助我们从不同的角度认识身体，分析健康与疾病的关系。

五行与五脏

五行在中医中最重要的运用，就是根据五脏在人体中的不同作用和特性，将五脏与五行一一对应，发展出了中医五行学说。

不仅如此，古人还根据脏腑组织的性能、特点，将五脏、六腑、体表组织等与五行进行对应，从而为中医藏象学说奠定了基础。

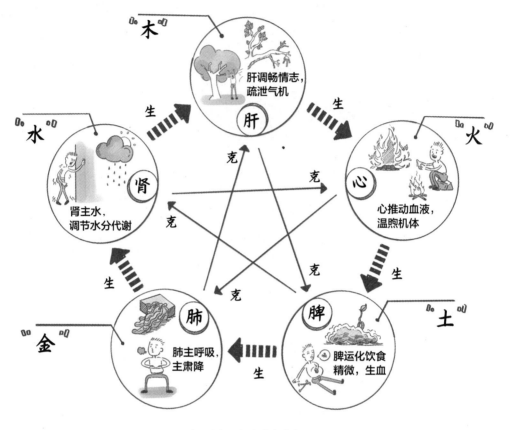

五脏六腑与五行的对应关系

◎ 五行治病

由于脏腑分属五行，脏腑之间相互影响，因此人体在病理情况下的改变，也可以用五行学说来说明。如肝病传脾，即木乘土；脾病及肝，即土侮木。肝病影响到心，为母病及子；影响肺，即木侮金；影响肾，即子病及母。余可类推。

因此，治疗疾病时不仅要考虑发生病变的脏腑本身，还应根据脏腑之间的生克关系，控制疾病的传变。正如《难经》所论述的："见肝之病，则知肝当传之于脾，故先实其脾气。"即肝脏有病会影响到脾脏的功能，也就是木乘土，这时候要加强脾脏的功能，也就是实脾。这样肝脏疾病才不会传到脾脏，就阻止了疾病的进一步发展。

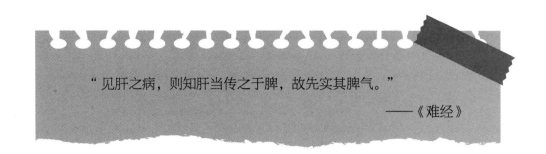

"见肝之病，则知肝当传之于脾，故先实其脾气。"

——《难经》

其实，利用五行生克治病，在长期的实践过程中也被人们用在了生活中。范进中举的故事就是一个很典型的例子。

范进是个穷秀才，连年考试不中，已经五十多岁了，备受歧视，妻子对他呼东唤西，老丈人对他更是百般呵斥。忽然有一天传来喜报，中了举人，范进一下子兴奋过度，痰蒙清窍，发了疯。众人束手无策之时，有人出主意，让他平时最害怕的人打他一个耳光。他的老丈人胡屠户在众人的劝说下，狠狠地给了他一个耳光，范进被这么一打，顿时清醒过来了。

一巴掌扇醒了，似乎很神奇，这里面其实就包含着五行相克的原理。范进的发疯是由于大喜过望而伤了心气，胡屠户打他一个耳光，使他因惊恐而清醒，是以恐制喜。恐在五行中属水，由肾所主，喜在五行中属火，由心所主。水克火，恐胜喜，这才是范进清醒的根本原因。

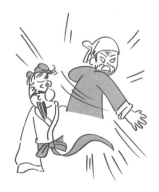

大喜伤心，恐可制喜

具体到中医上，利用五行生克，古人总结出了不少治疗原则。根据母子相生的关系，有以下治疗原则。

滋水涵木法

肾属水，肝属木，水生木，肾肝为母子关系。因此，比如症见头目眩晕、眼干发涩、耳鸣颧红、五心烦热、腰膝酸软，是明显的肝阴虚、肝火有余的证候，这时可以通过滋养肾（水）以养肝（木）阴。治疗时常使用生地黄，取其滋阴养血、补益肝肾的作用。

益火补土法

心属火，脾属土，火生土，心脾为母子关系，而益火补土应是温心阳以暖脾土。但自命门学说兴起以来，临床上多将益火补土用于因肾阳衰弱而导致的脾阳不振之证，而少指心火与脾阳的关系。

金水相生法

肺属金，肾属水，金生水，肺肾为母子关系。因此，肺虚不能输布津液以滋肾，或肾阴不足，精气不能上滋于肺而致肺肾阴虚者，治疗时宜肺肾同治。

补土益金法

脾属土，肺属金，土生金，脾肺为母子关系。因此，对于因脾胃虚弱而不能滋养肺而致肺脾两虚者，可以通过补脾（土）益气而达到补益肺（金）气的目的。

根据五行相克规律，有以下治疗原则。

培土制水法

培土制水，指温运脾气，或温肾健脾，以治疗水湿停聚为病。若肾阳虚不能温脾阳，则肾不主水，脾不制水，水湿不化，治当以温肾为主，兼顾健脾，所以此法又称温肾健脾法。适用于脾虚不运，水湿泛滥而致水肿胀满之证。

抑木扶土法

木和土，即肝和脾两脏。抑木扶土，即疏肝健脾以治疗肝旺脾虚，又称疏肝健脾法、平肝和胃法、调理肝脾法。适用于肝疏泄太过之木旺乘土之证。

泻南补北法

心属火，与南方对应；肾属水，与北方对应。泻南补北法，即泻心火滋肾水，又称泻火补水法。适用于肾阴不足、心火偏亢之心肾不交之证。

佐金平木法

金和木，即肺和肝两脏。佐金平木，即清肃肺气以抑制肝木，又称清肺泻肝法。适用于肺失清肃、肝火偏盛之证。

此外。在中医诊断过程中，依靠望、闻、问、切四诊法所获得的信息，也都有其五行归属。比如，患者面色发青，喜食酸，脉弦，则可诊为肝病；面色红，口中苦，脉洪大，可诊为心火旺；痉挛拘急抽风，属木病，病位可定为肝；全身水肿，小便不利，属水病，病位可定为肾；等等。

（有中医思维，才能行中医之法）

很多人认为中医有效，很多人则认为中医无效。确实，都是看中医、吃中药，有些有效，有些则无效。但这并非表明中医无效，中医治疗是否有效，很大程度上取决于中医思维是否正确。只有正确使用中医思维，才能把证看清，把方开对，把病治好。

那么，什么是中医思维？

中医思维，如果用一句话来概括，就是把人（和自然）当成一个整体看待。其包含的内容较广，比如，前面讲到的阴阳、五行，都是中医思维的范畴，它们都是对人体发生的变化进行解释的方法。这里着重讲三个方面：中医的整体观、辨证论治、身体自愈力。

◎ 中医的整体观

在中医理论体系中，人是一个整体，这也是中医与现代医学有所不同的地方。这个整体至少要从三个方面来理解。

身体是一个整体

中医在诊断疾病时，将人体五脏视为一个整体，它们互相影响、互相联系。《金匮要略》中说："见肝之病，知肝传脾，当先实脾。"肝有问题了，就要先加强巩固脾，避免脾被肝病累及。人体内在出现了问题，外在必然也会有所表现，即"有诸内，必形诸外"。比如，眼睛发生病变，要关注是不是肝出现了问题。在诊断时，善于从整体出发去分析局部变化的根源。遵循这个原则，诊察疾病的视野将会大大打开。

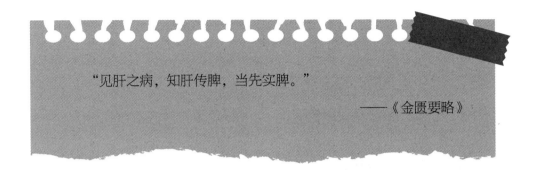

"见肝之病，知肝传脾，当先实脾。"

——《金匮要略》

关于身体的整体性，需要特别强调的一点是，人体脏腑是个"气化结构"，或者说是个"功能结构"，千万不要把中医的脏腑和西医的脏器做对应。比如，一说到肝，就想到肝脏，这是很多人普遍存在的认识误区。我们说中医的"肝"，就要想到是主疏泄、主藏血的肝，而不是肝炎的肝；讲到"心"，就要想到心主血脉、主神明、开窍于舌，汗为心之液；讲到"脾"，就要想到是主升清、主运化的脾，是气血生化之源，与西医的脾完全不是一回事。

既然人体脏腑是个功能结构，也就意味着，人一旦生命结束，五脏六腑也就没有了。比如，人死后心就不存在了，因为这时没办法主血脉、主神明了；肝藏血功能也没了，脾的运化、升清功能也没了……

人与自然环境是一个整体

人生活在自然界中，春生夏长秋收冬藏，季节更替，昼夜晨昏，这些自然变化和规律，必然会影响人的生理活动。只有当我们的生活遵循这种规律和变化时，身体才能健康，这不仅适用于养生防病，更是针对季节性疾病和慢性疾病治疗的重要理论。比如，很多季节性流行病或某些慢性病往往会因为天气变化加重或者复发。

《灵枢·营卫生会》中说："气至阳而起，至阴而止。"意思是说卫气在白天会运行到阳经，人就会醒来开始活动；卫气在夜晚会运行到阴经，人就会睡觉。这就要求人们必须适应昼夜更替这种自然环境的变化，日出而作，日落而息，否则就容易损伤正气，导致疾病。

除了节气时令，地域环境对人的影响也很明显。比如，南方多湿热，北方多燥寒，长期在南方或北方生活的人，生理功能与体质也就存在一定的差异，这在诊断和治疗疾病时都要考虑到。

人与社会环境是一个整体

社会环境对人的健康也有影响。比如，社会节奏缓慢，则心情轻松，正气充固，不容易生病；社会压力大会导致精神压抑、紧张，抵抗力下降，容易生病。此外，很多事情，如亲人亡故、家庭纠纷、感情纠纷等，无不影响着人的健康，也影响着对症治疗的方法。

以上种种因素，都要求我们在诊断和治疗疾病时要从整体观出发，做到因时制宜、因地制宜、因人制宜。

◎ 辨证论治

中医的精髓在于辨证，正确辨别病、症、证是决定治疗效果的关键。这就要求我们不能像现代医学那样，通过验血、拍片去判断疾病，而是要具备中医思维去思考疾病的产生、变化和发展过程。

现实中会出现这样的情况：患者很痛苦，可是去医院检查了一圈下来却告知没有病。明明难受，检查结果却显示没问题，是什么原因呢？这就是把人当作复制品来看待，用机器检查结果来衡量健康状况，而不是把每个人当作独立的特殊的个体来看待。

中医的辨证论治则不同。辨证论治的过程，就是认识疾病和解决疾病的过程。辨证和论治，是诊治疾病过程中相互联系、不可分割的两个方面。辨证，就是将通过四诊收集的临证资料（病史、症状和体征等），通过分析、综合，辨清疾病的原因、性质、部位，以及邪正之间的关系，概括、判断为某种性质的证。论治，就是根据辨证的结果，确定相应的治疗方法。

中医的辨证是对病证的认识，但不是着眼于"病"的异同，而是将重点放在"证"的区别上，通过辨证进一步认识疾病。例如，感冒是一种疾病，临床可见恶寒、发热、头身疼痛等症状，但由于引发疾病的原因和机体反应不同，又分为风寒感冒、风热感冒、暑湿感冒等不同的证型。只有辨清了感冒属于何种证型，才能正确选择相应的治疗原则。这与西医治感冒千人一方是截然不同的。

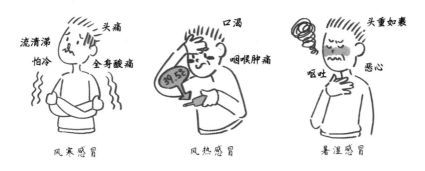

感冒分为风寒、风热、暑湿等类型

◎ 身体自愈力

中医治病有一个前提，就是人体有自愈力。这种自愈力通过一些非常明显的现象也能看出来。比如，不小心弄破了皮肉，过了几天，会发现伤口结了痂，又过了一阵子，这个痂自动脱落，会出现粉红色的新肉。再过一段时间，新肉会渐渐褪去粉红色，与周围的肌肤混成一体，就看不出来这里曾受过伤了。这便是人体能够自我修复的明显例子。

但如果人体气血不足或者运行不畅，自愈能力就会下降甚至停滞。像皮肉破损这种情况，如果自愈力较差，恢复得就会很慢，甚至一直不愈合，出现腐烂。很多疾病的产生和恶化，也是同样的道理。中医就是通过调理人体的阴阳气血，疏通经脉、调理气机，从而恢复人体的自愈力，达到治病的目的。

因此，在一般情况下，人体是完全可以自己治愈疾病的，只有万不得已时才借助药物。中医在治疗很多疾病时，也是尽可能遵循这样的原则，身体能自愈的就尽量不用药。即使用药，很多时候也是通过扶助身体的正气，提升其自愈能力，把疾病赶走。

疏通经络就是明显的例子。经络就像是气血的运行隧道，气血在经络这条可以联络脏腑、沟通各个器官的通道里畅通无阻地运行，人体才能达到平衡，各个器官才能真正发挥作用。假如气血运行的道路发生堵塞，就会产生疾患。正如《灵枢·经脉》中所说："脉道以通，血气乃行。""经脉者，所以能决死生，处百病，调虚实，不可不通。"疏通经脉、理气行血，很多时候效果比使用药物还要好，就是这个道理。

生命的基础
——精、气、血、津液、神

　　精、气、血、津液是构成人体和维持人体生命活动的基本物质。以此为基础，产生了神，神又成为人体生命活动的主宰。可以说，人体的所有生命活动，无论是机体的还是精神的，都围绕这几方面展开。了解它们之间的关系，也就洞悉了生命运转的奥秘。

（ 精是生命的本源 ）

◎ 什么是精

"精"这个概念比较抽象，会让人觉得虚无。但在中医里，"精"却是一种物质的存在，它与气、血、津液都是生命的基本物质。而精又是构成人体和维持生命活动的基本物质，可以说是人体生命的本源。《素问·金匮真言论》中就说："夫精者，身之本也。"

精为什么是"身之本"呢？因为，一方面，精是生命的来源，另一方面，精又维持着生命的运行。这两种功能又分别对应着两种精——先天之精与后天之精。

人之所以有生命，是因为有精，这精来自父母，自从人在母腹中开始孕育，精就存在了，因此也叫作

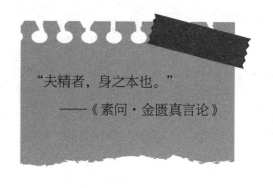

"夫精者，身之本也。"
——《素问·金匮真言论》

先天之精。如果先天之精不足或过度消耗，人就会发育迟缓或早衰；如果先天之精耗尽，人也就死亡了。因此，要维持生命，就需要尽可能延缓这种消耗。延缓的方法，就是通过后天摄入水谷产生的精微物质来补充。这种后天摄入水谷产生的精微物质，就是后天之精。

当然，后天之精的作用不完全是为了充实先天之精。它首要的功能还是为人体脏腑补充营养，满足人体的生长发育，维持人体生命活动，剩余部分才会储藏于肾中，补充先天之精。

需要注意的是，脾胃运化水谷化生后天之精，也需要先天之精的不断推动和资助才能完成。所以，如果先天之精匮乏，后天之精的化生也会比较困难。很多中医对重病晚期的患者会问吃饭怎么样，如果不能吃饭，也就是脾胃完全没办法运化水谷了，这种情况，就是先天之精和后天之精都耗尽了，很难救治。

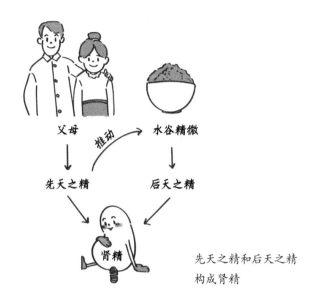

父母   推动   水谷精微

先天之精   后天之精

肾精   先天之精和后天之精
构成肾精

◎ 精的产生和衰减

父母的生殖之精相互融合，便会转化为子代的先天之精，最终形成新的生命个体。先天之精主要秘藏于肾。当个体生长发育到一定的年龄，会产生一种叫"天癸"的物质，这种物质充盈到一定程度，就会促进人体生殖器官的成熟，使得个体具有繁衍后代的能力，再把先天之精传递下去。

先天之精会随着人的生长发育而生长，同时在生命过程中会不断转化成其他生命物质，供给人体消耗，当生长达到顶峰后便开始衰减，人体也从青壮年走向老年。《素问·上古天真论》中说，女子"七七，任脉虚，太冲脉衰少，天癸竭，地道不通，故形坏而无子也"，男子"七八，肝气衰，筋不能动，天癸竭，精少，肾脏衰，形体皆极"。"天癸竭"的意思就是先天之精消耗完了，不再具有生殖功能了。当然，这里的"七七""七八"并非绝对的，但大体上就是这样。

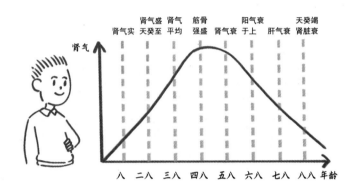

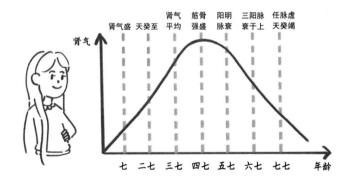

人一生之中精的变化情况

◎ 什么是脏腑之精

新生个体的先天之精在胚胎形成之日就已经布散到各脏中，构成了各脏腑的先天之精。在出生后，随着脾胃运化功能的健全，后天之精不断生成，输布到各脏腑，这就又构成了各脏腑的后天之精。各脏腑的先天之精与后天之精相互融合，就构成了脏腑之精。

脏腑之精的作用主要是濡养本脏腑及其所属的形体、官窍。但各脏腑之精中所含先天之精与后天之精的比例是不同的：肾精的成分主要是先天之精，但需要后天之精的不断充养；其他脏腑之精的成分主要是后天水谷之精，但也含有部分先天之精。

◎ 精能化气、化血、化神

精除了能繁衍生殖、濡润五脏，还有化气、化血、化神的功能。

精化血

《素问》中说："肾藏骨髓之气也。"又说："骨髓坚固，气血皆从。"这说明肾精所化的骨髓与气血有密切关系。精与血互相资生，精可以转化为血，精足则血充，故有"精血同源"之说。肾精充足，可以治疗血液方面的疾病。因此，中医也常用补益精髓的方法来治疗血虚证。

精化气

藏于肾中的先天之精化为元气，水谷之精化为营气。精足则人体之气得以充盛，输布到全身各脏腑组织，以促进其功能活动。同时，在精的滋养下，脏腑功能强健，也会促进气的生成。因此，精足则气旺，精亏则气衰。精虚及失精的患者常常伴有气虚，就是这个道理。

精化神

神是人体生命活动的主宰及其外在总体现，它的产生离不开精这一基本物质。《灵枢》中说："神者，水谷之精气也。""精气不散，神守不分。"只有积精，才能全神，这是生命存在的根本保证。反之，精亏则神疲，精亡则神散，生命活动就将告终。

气是人体动力源

◎ 什么是气

　　人与自然是有机的整体，每时每刻都在进行内外物质、能量的交换；人的内部也是一个有机的整体，也在不间断地进行物质、能量的内部交换。这些交换的实现，都需要一种力量的推动，那就是气。

　　气和精有相似之处，都是看不见摸不着但却是人体必不可少的重要物质，气运行不息，推动和调控着人体内的新陈代谢，维系着人体的生命进程。

　　气也分为先天之气和后天之气两种。先天之气是从父母那里得来的最基本的气（元气），藏于肾中；后天之气是脾胃运化水谷化生的精气和通过肺吸入的天然清气。

　　先天之气有限且是不能轻易大量动用的，否则就会伤元气。身体维持运转，主要是靠后天生成的精气，这个气的生成有赖于脾胃功能的强健，所以有"脾胃为后天之本"的说法。

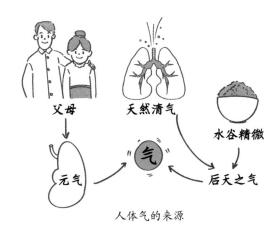

父母　　　天然清气

水谷精微

元气　　气　　后天之气

人体气的来源

◎ 气分四种

人体的气分为四种，分别是元气、宗气、营气、卫气。四种气的作用各不相同，相辅相成，共同维持着人体的生命活动。

元气

元气是人体最根本也是最重要的气，是由来自父母的先天之精化生的，藏于肾精中，平时会缓缓释放，以维持正常的生理功能。

之所以说元气是人体最重要最根本的气，是由于它负责推动和调控人体的生长发育和生殖机能，也决定着各脏腑、经络、身体、官窍的生理活动。元气不足，不仅会出现肾虚，各个脏腑也会虚弱。因此，中医特别重视养肾，让这个先天之本、元气之根得到充固。

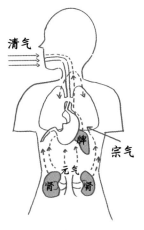

元气和宗气的生成

宗气

肺吸入的清气到胸中，与脾胃运化的水谷精微之气会合，就生成宗气。

宗气居于胸中，故而可以帮助肺更好地呼吸，帮助心推动血液的运行，而且它还可以向下进入肾以资助身体的根本之气——元气。

宗气不足，会导致心肺功能失调。元气由于缺少了宗气的资助，也会慢慢变得空虚，整个身体的状态就会变差。

营气

营气主要存在于脉（血管）中，具有营养作用，又推动着血液的运行，与血液一起濡养全身。

由于营气与血液关系密切，不可分离，所以经常和血一起被统称为营血。营气相当于人体的后勤补给队，身体每个部分的正常运行以及生长发育，都由营气补给营养物质，并把代谢产物带走。

营气不足，身体就会缺乏滋养，出现一系列的萎缩和血液循环方面的障碍等。

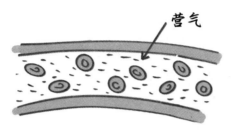

营气推动血液，营养全身

卫气

卫气是护卫身体的一种气，它分布在身体的每一个部分，外达皮肤汗孔，内到脏腑骨髓，无处不在。卫气在外能够防御邪气的入侵，在内则能够温煦脏腑骨髓，保证身体处于温暖状态。由于卫气可以到达皮肤汗孔，所以还负责调控汗孔的开合以调节体温。

总的来说，卫气就相当于身体的总调度官，协调着内外的平衡。

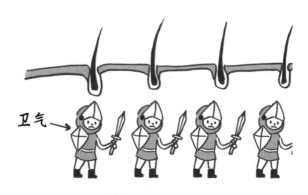

卫气调节体温，防御外邪

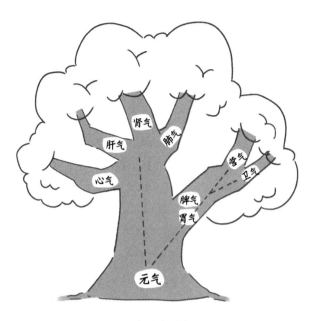

人体内的各种气

◎ 什么是脏腑之气

除了以上四种协调全身的气之外，五脏六腑还各有自己的气，称为脏腑之气。脏腑之气是由各脏腑产生的在经络中运行的气，因此也叫经络之气。如果某一脏腑气虚了，该脏腑功能就会变差。比如脾气虚就会出现消化不良、浑身无力等，肺气虚就会出现咳嗽、气喘等呼吸方面的问题。

具体来说，由于肺脏有气，肺才可以主持呼吸运动；心脏有气，心才可以保持神明不乱；脾脏有气，脾才可以主持胃肠进行正常的消化吸收；肝脏有气，肝才可以疏理气机使气的运行畅通；肾脏有气，肾才可以主持水液的正常代谢。正是由于脏腑之气的存在，脏腑才能得以运转，使生命不息。

◎ 什么是正气

所谓正气，是与邪气相对应的，它时刻都在与外界那些对人体有害的邪气作斗争，对身体起着防御、抗邪、调节等作用。可以说，正气是人体健康最重

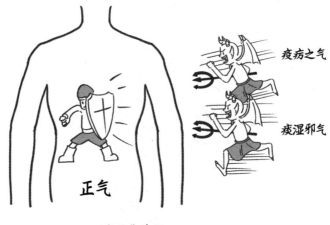

正气防御外邪

要的守护者。《素问·刺法论》中就说"正气存内，邪不可干""邪之所凑，其气必虚"。

正气不是某种单一的气，而是综合了营、卫、气、血、精、神、津液和脏腑经络等功能活动。因此，上述各功能得到加强，正气也就自然得到充固。

◎ 气的作用

气的作用可以归纳为推动、温煦、防御、固摄、营养、气化等。

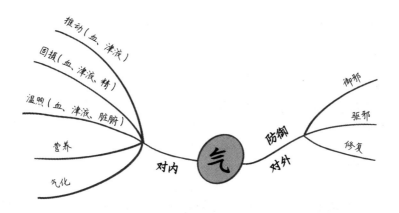

气的作用

推动

气是活力很强的精微物质，能激发和促进人体的生长发育以及各脏腑、经络等组织器官的生理功能。血的形成和运行都需要气的帮助，津液的输布、排泄也都需要气的推动。所以气虚的人大都也会血虚。

温煦

中医里有"气主煦之"的说法，意思是，气有温煦作用。气是机体热量的来源，是体内产生热量的物质基础。人体的脏腑组织的生理功能需要热量来推动，促进机体的新陈代谢。人体体温的维持、体内液态物质的流动等，也都有赖于气的温煦作用。其温煦作用主要是通过阳气的作用实现的。

固摄

固摄就是约束，使体内的血、津、液、精等循其道而行。如果人体气不足，很可能出现营养物质流失的情况，比如大量出汗、尿液增多等现象，都暗含着营养物质的流失。

气的固摄作用主要体现在四个方面。

① 摄血，约束血液，使之循行于脉中，而不至于逸出脉外。

② 摄津，约束汗液、尿液、唾液、胃肠液等，防止其异常丢失。

③ 固摄精液，使之不因妄动而频繁遗泄。

营养

气能为机体脏腑功能活动提供营养物质，具体表现在三个方面。

① 水谷精微为化生气血的主要物质基础，气血是维持全身脏腑经络机能的基本物质。因此，水谷精气是机体生命活动所必需的营养物质。

② 卫气可温养肌肉、筋骨、皮肤。

③ 经络之气可起到输送营养、濡养脏腑经络的作用。

气化

气化是指通过气的运动而产生的各种变化。在气的作用下，脏腑的功能活动、精气血津液等不同物质之间的相互化生，以及物质与功能之间的转化才能得以进行。气化的过程既有有形物质向气的转化，如食物经脾胃腐熟运化之后化为营气，又有气向有形物质的转化，如营气在心、肺的作用下化为血液。

总的来说，人体是一个不断发生气化作用的机体。阳化气，阴成形，阳主动，阴主静，阴阳动静的相互作用就构成了气化。也可以说，人体的生命活动正是依赖气化才能得以进行，气化就是生命活动的本质。

防御

气具有护卫肌肤、抗御邪气的作用，特别是卫气的防御作用更为明显。此外，人体一身之气构成正气，能够抵御邪气，从而使身体免于外邪致病。

气的防御作用主要体现在三个方面。

① 护卫肌表，抵御外邪。

② 正邪交争，驱邪外出。

③ 自我修复，恢复健康。

血和气天生一对

《素问·调经论》中说："人之所有者，血与气耳。"生活中我们经常会听到"血虚""血瘀""血热"等词，也知道气血对人体很重要。那么，中医学里的"血"究竟是什么呢？它是怎么产生的？又有哪些生理功能呢？

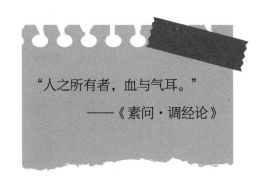

"人之所有者，血与气耳。"
——《素问·调经论》

血，就是血液，是行于脉中，循环流注于全身，具有营养和滋润作用的红色液态物质。这样看来似乎与西医血的概念类似，但中医对血的物质基础、生理功能等方面的认识却与西医大不相同。

◎ 血是怎么生成的

血的来源有两个：一是脾胃所化生的水谷精微，二是肾精。

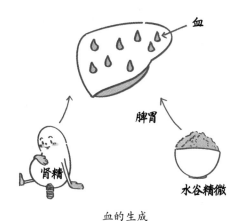

血的生成

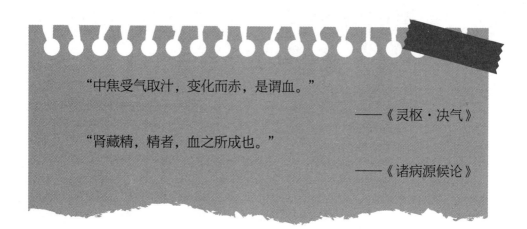

"中焦受气取汁，变化而赤，是谓血。"

——《灵枢·决气》

"肾藏精，精者，血之所成也。"

——《诸病源候论》

《灵枢·决气》中说："中焦受气取汁，变化而赤，是谓血。""中焦受气"指的是脾胃接受食物，"取汁"指的是从食物中化生出水谷精微物质。人体的水谷精微和肾精在脾胃、心、肺、肾等脏腑的共同作用下，化生为血液，并由肺输布至全身（即"肺朝百脉"）。《医门法律》中说："饮食多自能生血，饮食少则血不生。"非常明确地指出了饮食与血生成之间的关系。

此外，精也能化生血。肾所藏的精是生成血液的原始物质。肾藏精，精生髓，髓充于骨，可化为血，所以有"精血同源"一说。

◎ 血是怎么运行的

中医说"气为血之帅，血为气之母""气血得温则行，得寒则凝"，可见，血的运行有赖于气的推动、温煦作用，当然也不能缺少气的固摄作用。

推动、温煦和固摄作用与五脏皆有联系。具体来说，心、肝、肺、肾都有推动和温煦作用，脾则起到固摄作用。

心推动血

心气是推动血在脉中运行最重要的动力，心气充沛，才能把血中的营养物质运送到人体各处。心气不足，无力推动血运行，则会出现血行缓慢甚至血瘀等证。

肺助心行血

肺主气，肺的功能是宣发肃降，能调节全身气机，气机通畅，才能推动血运行，也就是所谓的"气为血帅"。由于肺朝百脉，又有主呼吸之气和生成宗气的功能，从而能够协助心推动血液在脉管内运行。

肝调节血

肝主疏泄，通调气机，气机顺畅了，血才能通畅无阻地运行。同时，肝还

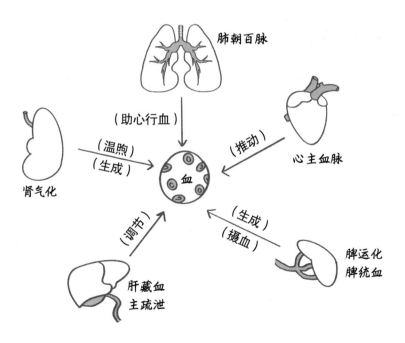

血的运行示意图

是藏血之所，把身体的一部分血储存起来，以备不时之需。总之，肝有保障血液供给充沛和运行通畅的作用。

肾温煦血

肾对血有两个方面的影响：一是肾精能化生血，肾精充足可以保证血液生化有源；二是肾阳能推动和温煦血液。

脾统血

如果说心、肺、肝对血的运行有向前的推动作用，那么脾对血的运行则有收束作用，即脾可以统摄血液使之在脉中运行而不逸出脉外。若脾的统血作用失职，血就会向脉外逸出，出现失血的情况，脉内的血不足，运行就会出问题。

◎ 血的功能是什么

血液有两大功能：濡养和化神。

濡养

五脏虽协同调控着血的运行输布，但又要依靠血的濡养来发挥各自的功能。因此中医认为"血主濡之"。濡养，也就是我们常说的营养。《灵枢·本脏》中说："是故血和则经脉流行，营复阴阳，筋骨劲强，关节清利矣。"《素问·五脏生成》中说："目受血而能视，足受血而能步，掌受血而能握，指受血而能摄。"可见，血对脉、肉、筋、关节乃至全身各个部位都有营养作用。

化神

神是无形之物，但其活动却有赖于有形之物血的营养，血是机体精神活动的主要物质基础。例如，《素问·八正神明论》中说："血气者，人之神，不可不谨养。"《灵枢·平人绝谷》中说："血脉和利，精神乃居。"《灵枢·本神》中说："肝藏血，血舍魂……心藏脉，脉舍神。"临床实践也证明，心肝血虚或热入营血时，确有惊悸、失眠、多梦或神昏、谵语等神志方面的症状。

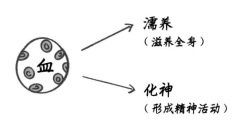

血的功能

◎ 气血不分家

气和血之间是相互生发、相互依托、共生共存的关系。万物都有阴阳，气血也是这样，血有形主静属阴，气无形主动属阳，阴阳属性不仅决定了气与血各自不同的生理功能，也决定了二者之间的关系。总的来说，血与气的关系可概括为气为血之帅、血为气之母两个方面。

具体表现是，气能生血、行血、摄血，血能化气、载气。

气能生血

气的运动变化是血生成的动力。《灵枢·邪客》中说："营气者，泌其津液，注之于脉，化以为血。"即脾胃化生的水谷精微产生的营气与津液，经过气化而成为血。可以说，从摄入的食物转化成水谷精微，从水谷精微转化成营气和津液，从营气和津液转化成赤色的血，每一个转化过程都离不开气的运动变化。

另外，气的运动变化又是通过脏腑的功能活动表现出来的。气的运动变化能力旺盛，化生血的功能就强；气的运动变化能力减弱，则脏腑功能活动衰退，化生血的功能亦弱。即"气旺则血充，气虚则血少""气旺则血生，气虚则血衰"。

此外，由于血的物质基础是精，精化为血也有赖于气的作用。

气能行血

气一方面可以直接推动血行，如宗气；另一方面又可促进脏腑的功能活动，通过脏腑的功能活动推动血液运行。

气能摄血

气对血有统摄作用，使血液正常循环于脉管之中而不逸出脉外。其中以脾气的统摄为主，以肝气的藏血为辅，共同完成这一生理过程。

血能化气

血能够充养人体之气，使气保持旺盛。血之所以能够化气，一方面是气附于血而存在，血能够不断地为气的生成和功能活动提供营养，以维持气的正常生理功能。另一方面，与气生成有关的肺、脾、肾等脏也需要得到血的滋养，才能不断地化生人体之气。所以，气离不开血的营养，只有血液充盈，气得以养，才能保证机体正常的生理功能。

血能载气

气属阳而无形，且主动，易散而不聚，所以必须依附于有形的血，才能正常流通，运载至全身。气中有血，血中有气，只有气血相依，循环不已，才能营养脏腑组织，维持生命活动。若气血不和，血不载气，气就会涣散，出现气随血脱的证候。若瘀血阻滞，则会出现气机郁滞不畅的证候。血虚的人多有气短、乏力、懒言等气虚表现，就是这个原因。

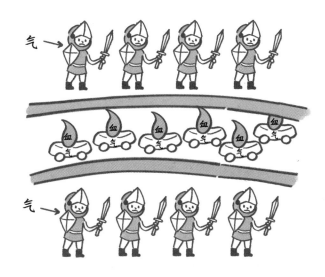

气与血的关系

津液就是人体内的河流

大自然中，一个生态系统最重要的莫过于水了，无论是河流还是湖泊、池沼，离开了水，生态系统就难以维系。身体这个生态系统也有自己的水系，那就是津液。

津液是机体一切正常水液的总称（机体内的非正常水液称为痰、饮、水等），是构成人体和维持生命活动的基本物质之一。津液包含了各脏腑、器官内在液体及其正常的分泌物，如唾液、胃液、肠液、关节液、鼻涕、眼泪等。可以说，机体内除了藏于脏腑中的精和运行于脉管内的血之外，其他所有正常的液体都属于津液。

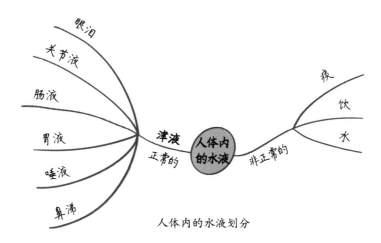

人体内的水液划分

◎ "津"和"液"不同

虽然津、液常常同提，但津与液还是有一定区别的，主要表现在性状、分布部位和功能等方面。较清稀、流动性较大，布散于皮肤、肌肉和孔窍之中，

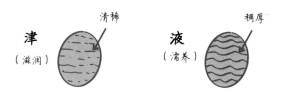

津与液的区别

起滋润作用的，称为津；较稠厚，流动性较小，灌注于骨节、脏腑、脑髓之中，起濡养作用的，称为液。

津属阳，流动性较强，生理状态相对活跃。液属阴，更加稠厚，流动性较弱，偏于静谧。

津与液虽有一定区别，但两者都源于水谷，通过脾胃的作用而流布于经脉内外，因此，通常在生理上不必严格区分，统称为"津液"，只是在病理上，有"伤津"（轻）与"脱液"（重）的区别。

◎ 津液是怎样产生的

津液来源于水谷，主要通过脾胃和大肠、小肠等脏腑的气化而生成。饮食入胃之后，经胃的腐熟消化，输送给脾，再通过脾的运化及小肠泌别清浊的功能，吸收其中的液态物质而成为津液。大肠在传化糟粕的过程中，也能吸收其中的部分水分，使粪便成形，这部分被吸收的水分称为津。

由此看来，津液的形成取决于两个方面的因素：一是充足的饮食；二是脏腑特别是脾胃、小肠、大肠功能的正常。其中任何一方面异常，都可导致津液生成不足。

需要特别注意的是，小肠和大肠吸收水分所化生的物质是不同的。小肠主液，故其吸收营养后所化生的为液；大肠主津，故其吸收水分后所化生的为津。

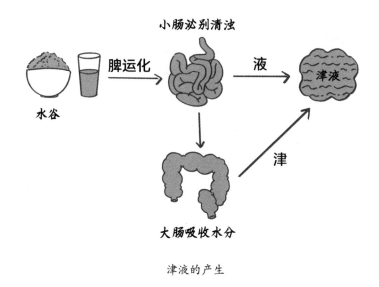

津液的产生

液相对于津更富营养，会通过脾的升清运输，注入四肢、脏腑、脑髓、骨节中，起到濡养作用。津则主要用来滋润肌肉、官窍，还可以渗入脉管中，成为血液的一部分。

◎ 津液是怎样运行的

津液和血液一样，生成之后都需要输布到全身，起到濡养作用。这种输布，主要是通过脾、肺、肾的协调配合来完成的。

脾将津液上输给肺

脾主运化水液包含两个方面：一方面是将胃、小肠、大肠吸收的津液凭借其升清之力而上输于肺，再通过肺的宣发、肃降而布散全身；另一方面，脾也可以直接将津液向四周布散至全身。因此，如果脾失健运，津液输布代谢障碍，水液停聚，则会导致痰饮、水肿、胀满痞塞等。

肺宣发和肃降津液

肺接受由脾转输而来的津液后，一方面通过宣发作用，将津液输布至人体上部和体表；另一方面通过肃降作用，将津液向身体下部和内部脏腑输布，并将脏腑代谢后产生的浊液向肾和膀胱输送。因此，若肺气宣发肃降失常，津液运行障碍，就会发为痰饮，或水泛肌肤而为水肿。

肾主宰津液的输布

"肾者水脏，主津液"（《素问·逆调论》），肾对津液的输布起主宰作用。一方面肾中精气对人体整个水液输布代谢具有推动和调控作用；另一方面，由脏腑代谢产生的浊液，通过肺气的肃降作用向下输送到肾，经过肾中阳气的蒸腾气化作用，将其中的清者重新吸收，剩余的浊者则化为尿液，下注于膀胱而排出体外。因此，若肾中阳气亏虚，也会导致津液输布障碍，出现水肿等症。

此外，肝和三焦等脏腑对津液的输布也起着一定作用。因为肝主疏泄，调畅气机，而津液的输布有赖于气的升降出入运动的推动。因此，若肝失疏泄，气机郁滞，往往影响津液的输布，就会使水液停滞，产生痰饮、水肿、

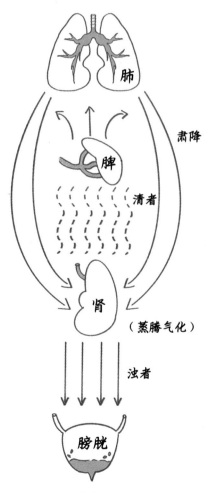

肾主宰津液的输布

臌胀等。三焦则是津液在体内输布运行的通道。三焦气化正常，水道通利，津液才能在体内正常流注布散。

总之，津液在体内的输布主要依赖于脾气的运化、肺气的宣降、肾气的蒸腾气化、肝气的疏泄和三焦水道的通利。

津液输布于全身，被机体利用后，其剩余的水分和代谢废物会排出体外。而这一过程需要肺、大肠、胃、膀胱等脏腑的共同作用而完成。肺气宣发，使其从皮肤和呼吸道排出；肺气肃降，使其从大肠排出；肾主水，使浊者下降至膀胱，经膀胱气化而排出。

◎ 津液的功能

津液的功能主要是滋润濡养、化生血液、调节阴阳和排泄废物。

滋润濡养

津液中含有大量水分和一些营养物质，具有滋润和濡养作用，五脏六腑、筋骨皮毛等都依赖津液的滋润和濡养。

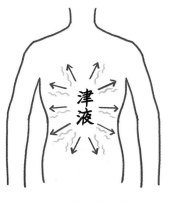

津液滋润濡养全身

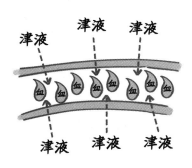

津液化生血液

化生血液

津液是血液的重要组成部分，随着血液循环全身以发挥滋润濡养的作用。津液还能调节血液浓度，维持循环血量。当血液浓度偏高时，津液渗入脉中稀释血液，并补充血量；当机体津液亏少时，血中津液会从脉中渗出脉外以补充津液。故有"津血同源"之说。

调节阴阳

当外环境中的气温发生变化时，人体会通过调节汗、尿的排泄来维持体内阴阳的平衡，以适应外环境。

排泄废物

津液经过代谢后，在排出体外的过程中，能把机体代谢所产生的各种废物带出体外，以保证正常的生命活动。

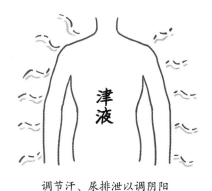

调节汗、尿排泄以调阴阳

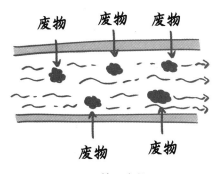

排泄废物

(神到底是个啥)

《素问·本病论》中说："得神者昌，失神者亡。"可见神对健康的重要性。"神"这一概念，大概是源于古人对生命的认识。古人在生殖繁衍的过程中观察到，男女生殖之精相结合，便产生了新的生命，认为这就是神的存在。生命之神产生后，还需要得到水谷精微的不断滋养，才能维持下去，并逐渐发育成长。

如果要用一句话概括神，可以认为：

> 神是人体生命活动的主宰及其外在总体表现的统称。

神的主宰作用主要体现在三个方面：

一是神可以调节精、气、血、津液的代谢；

二是神能调节脏腑功能；

三是神主宰着人体的精神活动和生理活动。

◎ 神是怎么来的

神虽是无形之物，但它并非一种凭空的想象，而是产生于有形之物，精、气、血、津液就是神产生的物质基础。因此，我们很容易会发现，一个人精、气、血、津液充足，精神状态就好，神志、意识正常；反之则精神状态差，思维、意识、情感等都会出现问题。可以说，神充则身强，神衰则身弱，神存则能生，神去则会死。因此，中医治病时，就常常通过观察患者的神来判断预后。有神气的预后良好，没有神气的预后不良。因此，望神也成为望诊的重要内容之一。

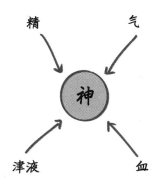

神的物质基础

◎ 精、气、神的关系

精、气、神三者之间是相互资生、相互助长的关系。人的生命起源是精，维持生命动力的是气，而生命的体现就是神的活动。所以说精充气就足，气足神就旺；精亏气就虚，气虚神也就衰。反过来说，神旺说明气足，气足说明精充。

中医评定一个人的健康情况，或是疾病的顺逆，都是从精、气、神这三方面考虑的。有"精脱者死，气脱者死，失神者死"的说法，可见，精、气、神三者是人生命存亡的根本。

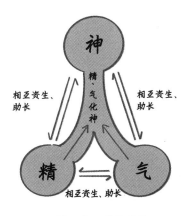

精、气、神的关系

人体生命活动的核心
——五脏六腑

中医不像西医一样从解剖学、组织学、生理学等来认识人体，而是通过观察每一个生命活动来认识生命。人体生命活动的核心就是五脏六腑，通过对五脏六腑各自功能，以及相互之间生理影响、病理传变的了解，我们就能从本质上对健康与疾病有一个较为全面的认识。

（中医藏象学说并不神秘）

提到藏象，很多人觉得很神秘，其实并不神秘。藏象学说其实就是中医关于人体生理病理的系统理论，简单说，就是中医是如何认识身体和生命的。

◎ 什么是藏象

"藏"的意思是贮藏，指贮藏于体内的脏腑器官，包括五脏、六腑和奇恒之腑。象的意思是形象，有两层意思：一是指内脏的解剖形态，二是指内脏的生理功能、病理变化在外部的征象。由于藏居于体内，形见于外，故称为藏象。就是说脏腑居于人体的内部，其生理功能和病理现象却表现于外。

如果用一句话来概述藏象学说的内容就是：通过观察人体的生理、病理表现于外的征象研究人体脏腑功能、病理变化及其相互关系。

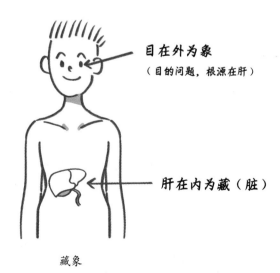

目在外为象
（目的问题，根源在肝）

肝在内为藏（脏）

藏象

◎ 藏象学说的内容

藏象学说认为，人体是以心、肝、脾、肺、肾五脏为中心，以胆、胃、大肠、小肠、膀胱、三焦、六腑相配合，以气、血、精、津液为物质基础，通过经络内而五脏六腑，外而五官九窍、四肢百骸，所构成的有机整体。

其中，五脏是化生和贮藏精气的内脏，其特点是藏而不泻、满而不实。人体的各种精微物质，包括精、气、血、津液均贮藏于五脏，贮藏于五脏的精气越充实越好，不能过度耗散，故称藏而不泻。满而不实，是指五脏内充满精气，但不能壅塞不通，故称满而不实。五脏除贮藏精气外，还贮藏神。

六腑是受盛和传化水谷的内脏，其特点是传化物而不藏，故实而不满、泻而不藏。六腑的主要生理功能是摄纳和传化，因其摄入到人体内的饮食物在吸收其水谷精微后，要及时地把糟粕排泄到体外，故称泻而不藏。实而不满，是指六腑在进食后充满水谷，但应及时传化，有虚有实。

奇恒之腑的生理功能特点是藏而不泻，与五脏类似。

藏像学说体现了以五脏为中心的人体自身的整体性，人体各组成部分之间在形态结构上不可分割，在生理功能上相互协调，在物质代谢上相互联系，在病理变化上相互影响。同时，也反映了五脏与外界环境（包括与自然环境和社会环境）的统一。

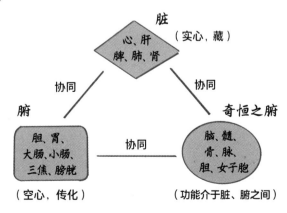

脏腑之间的关系

（ 实心的叫脏，
负责生化和贮藏 ）

五脏指的是心、肝、脾、肺、肾。这五脏的形态有一个共同点：都是实心的，其功能是负责生化和贮藏。

生化就是生成与转化。比如，脾为气血生化之源，意思是脾能够生成和转化气血。贮藏，指的是储存人体生命活动以及生理、病理过程中所需的各种营养物质，例如心藏神、肺藏气、肝藏血、脾藏营、肾藏精等。

◎ 心为君主之官

《素问·灵兰秘典论》中说："心者，君主之官也，神明出焉。"张景岳注："心为一身之君主……脏腑百骸，惟所是命，聪明智慧，莫不由之，故曰神明出焉。"君主是古代社会最高统治者。古人认为，心在人体的生命活动中处于核心地位，领导所有脏腑，所以称之为君主之官。神明，指的则是心的功能表现，人的精神活动、思想意识等都属于神明。因此，"君主之官也，神明出焉"高度概括了心的基本功能。

"心者，君主之官也，神明出焉。"

——《素问·灵兰秘典论》

心的生理功能

心的生理功能主要表现在两个方面：心藏神和心主血脉。

心藏神

人的精神、意识、思维活动统称为神。而这些活动过程都是心功能活动的体现，因此有"心藏神"的说法。心神清楚，所有的精神活动才能正常，并且变化灵敏；反之，如果心神不清，比如精神病患者或昏迷者，精神活动就不正常。

心藏神

心主血脉

心最重要的功能是主血脉。《素问·五脏生成论》中说："诸血者皆属于心。"心是与血关系最密切的脏腑。

心主血脉包含两个方面。

一是心生血。胃接受水谷，脾将其化为精微物质，精微物质在心阳的作用下变红，即为血液，所以叫作心阳化血。

二是心行血。由于心和脉（血管）在结构上直接相连，形成一个密闭循环的管道系统。血在心气的推动和调控作用下进入脉中循行。心行血的功能是心、血、脉三者共同协作来完成的，心气充沛、血液充盈、脉道通利，行血功能良好。其中居主导地位的是心气充沛。

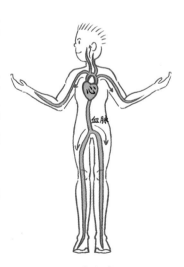

心主血脉

心的外在表现

心与体表、组织之间的联系，也延伸出其他一些功能，概括来讲就是"其华在面，其充在血脉"（《素问·六节藏象论》）。

"华"就是精华，其华在面，就是心的精气会通过面部的颜色、光泽表现出来。因为心是主血脉的，所以人的面色红润，就反映心能正常运行血脉，心功能正常。如果心功能不好，血液运行不畅，人就会出现面色无华或萎黄晦暗。"其充在血脉"，意思是心气充实于血脉，因此心功能好的人，脉的搏动均匀而有力。

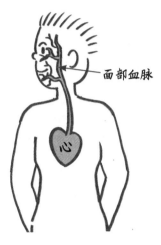

面部血脉

心之华在面

心的病理表现

证型	常见症状	治则	代表方剂
心气虚	面色淡白或㿠白，舌淡，苔白，脉虚	益气养心	生脉饮
心阳虚	心悸气短，动辄益甚，畏寒喜暖，四肢逆冷，心痛，面色㿠白或晦暗，舌淡胖，苔白滑，脉微细	温通心阳	参附强心丸
心火亢盛	心中烦怒，夜睡不安，口渴饮冷，溲赤，便结，面赤，舌红绛，甚则狂躁谵语、神志不清	清心泻火	导赤丸
痰火扰心	神志错乱，舌质红绛，苔多黄腻，脉弦大滑数	清热化痰，宁心安神	牛黄清心丸
心血虚	心悸失眠多梦，面、唇、舌淡白无华，脉细无力	补益心血	归脾丸
心阴虚	心悸失眠多梦，五心烦热，潮热，盗汗，口渴咽干，面红，舌红，脉细数	滋阴降火	天王补心丸
心血瘀阻	心悸，惊恐，心胸憋闷刺痛，劳倦感寒、情志刺激可诱发或加重症状	活血化瘀	血府逐瘀汤

● **心气虚与心阳虚的区别**

　　心气虚为虚而无寒象，心阳虚则是虚而有寒象。

● **心血虚与心阴虚的区别**

　　心血虚与心阴虚同属阴血不足范畴，但心血虚为单纯血液不足；心阴虚除包括心血虚外，由于阴虚不能制阳，因此还有心阳虚亢、虚热内生之候。所以心血虚以血色淡为特点，而心阴虚则以虚热为特点。

◎ 肝为将军之官

　　《素问·灵兰秘典论》中说："肝者，将军之官，谋虑出焉。""肝者，将军之官"，说的是肝的生理功能；"谋虑出焉"，则说的是为将者必须智谋勇略同具、沉着镇定。当然，这个谋虑还需要胆来做决断。

　　为什么说肝是将军之官呢？肝在五行属木，木性能屈能伸、柔韧刚毅。这说明肝柔和而刚毅不屈，而非刚强暴急。肝谋虑于内，阳刚其外，安内以攘外，确实很像将军的职责。

肝的生理功能

　　作为将军之官，肝所谋虑、筹划的主要有两个方面：主藏血和主升发疏泄。

　　"肝者，将军之官，谋虑出焉。"

——《素问·灵兰秘典论》

肝主藏血

肝体属阴，主藏血，肝的功能属阳，主疏泄，阴阳调和肝才能发挥正常生理功能。肝体阴能藏血，可以收藏全身之血，能在气机生发之时将血液送达全身，给身体提供营养。阴血充足才能制衡体内过多的阳气，使得阴阳平衡，全身气血通顺，五脏六腑各司其职。

肝主升发疏泄

升发指的是肝有调节体内气血的作用。人体内清气的上升，依赖于肝向上、向外升发的功能。好比春天万物复苏，花草树木欣欣向荣向上生长。通过肝的升发，正气得以到达身体的各个部位，比如分布在皮肤的卫气，将病邪挡在肌肤之外，固护肌表，使人体免生疾病。

疏泄即疏通排泄。人的消化、气血津液的流通，以及糟粕的排泄，都需要肝的疏泄功能来保证其通畅舒展，避免瘀滞。

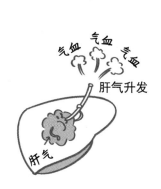

肝主升发，调节气血

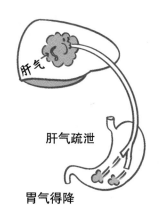

肝主疏泄，使胃气得降，促进消化

《灵枢·贼风》中说："百病皆生于气。"若是肝不好，不能调节气血，体内气机升降失常，卫外能力减弱，就会生出各种疾病。这就像是一个国家没有将军或者将军比较弱，对内没有威慑力，不能安内，对外没有抵抗能力，不能御外敌，内忧外患，国家就危险了。

肝的外在表现

肝的外在表现是"其华在爪，其充在筋"（《素问·六节藏象论》）。"爪"就是手指甲、脚指甲，"筋"指全身的筋脉。如果肝气充足，全身的筋脉力量就强，关节屈伸有力；肝气亏虚，则筋不能动，可见疲乏无力、易疲劳等症状。肝血充盈，爪甲红润有光泽；肝血亏虚，则爪甲干枯无光泽。

肝开窍于目。 一个人如果总是两目干涩疼痛，或者眼屎增多，或迎风流泪等，都提示肝功能失常。

肝主谋虑。 肝和人的情绪有直接的关系，如果肝功能不正常，常常会表现得情绪压抑，多愁善感，做事犹豫不决，或者性情急躁易怒。这些都是肝的问题在外部的明显表现。

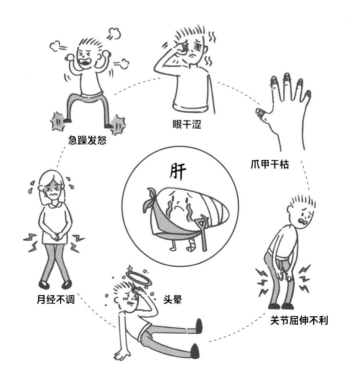

急躁发怒

眼干涩

爪甲干枯

肝

月经不调

头晕

关节屈伸不利

肝不好的外在表现

肝的病理表现

证型	常见症状	治则	代表方剂
肝气郁结	精神抑郁，胸闷而喜太息，胸胁或少腹胀痛、窜痛，或颈部出现瘿瘤，女性乳房胀痛、乳腺增生、月经不调、痛经甚至闭经	疏肝解郁	柴胡疏肝散
肝血不足	头晕目眩，失眠多梦，面白无华，两目干涩，视物模糊，爪甲不荣，肢麻震颤、拘挛，妇女月经量少色淡	滋阴补血	归芍地黄丸
肝风内动	眩晕欲仆，震颤，抽搐	息风	镇肝熄风汤（肝阳化风） 羚角钩藤汤（热极生风） 大定风珠（阴虚动风） 四物汤类（血虚生风）
肝火上炎	头晕胀痛，耳鸣，面红，目赤肿痛，急躁易怒，心烦不眠或多梦	清肝泻热	龙胆泻肝汤
肝阴亏损	耳鸣，头晕，眼干，失眠多梦，男性遗精，女性月经量变少甚至闭经	滋阴补肝	一贯煎
肝经湿热	胁肋胀痛，或阴部潮湿、瘙痒，阴器肿胀疼痛，舌红苔黄腻，脉滑数	清肝利胆	龙胆泻肝丸
肝经风热	头痛发热，恶风，目赤肿痛，牙龈肿痛，流泪，视物模糊	清肝火，祛风热	芎菊上清丸

◎ 脾为后天之本

　　人从出生以后，维持生命所需的营养物质都需要从外界获取，而脾具有将食物转化为适合身体所需营养也就是气血的功能，因此称脾为后天之本。脾在五行属土，土有承载万物的特性，即有了土才能生发万物，因此这个"后天之本"，我们可以将其理解为后天生命成长的土壤。

脾的生理功能

脾为后天之本的功能主要体现在两个方面：脾主运化和脾主统血。

脾主运化

运，有运输、布散的意思；化，即消化吸收。脾主运化就是脾将水谷消化成为精微物质，并将其运输、布散到全身。脾的运化功能可分为运化水谷和运化水湿两个方面。

水谷，泛指各种饮食物。饮食入胃，经过脾胃的腐熟加工，然后进入小肠，清浊分离，各走其道，再由脾输送至全身，滋养各脏腑器官。

水湿，指的是人体内的水液。水液的吸收、转输布散和排泄都依赖于脾的调节。脾运化水湿包括两个方面：一是摄入体内的水液，经过脾的运化转输，气化成为津液，并输布于肺，通过心肺而布达周身脏腑器官，发挥濡养、滋润作用；二是脾将全身各组织器官代谢后的水液，及时地传输给肾，通过肾的气化作用形成尿液，送到膀胱，排出体外。

运化功能的强弱取决于脾的强弱，因此，若脾失健运，不但会出现腹胀、便溏、倦怠等消化系统症状，而且还会引起水液代谢失常，产生水湿停滞的病变，如浮肿、痰饮、泄泻等。

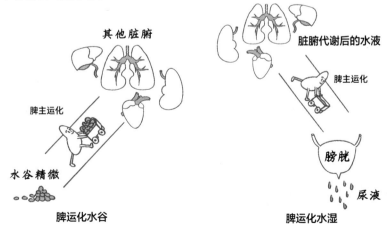

脾主运化

脾主统血

统血，就是统摄、控制血液，使其正常地在脉内循行而不逸出脉外。脾统血依靠的是脾气，脾气旺盛，就能保证体内气血充足，生成的血也能在脉管内运行，不会逸出脉外。反之则会出现各种出血证，如便血、崩漏、紫癜（皮下出血）等，这叫作脾不统血。这种出血的特点是，出血时间较长，血的颜色浅淡，出血多在身体下部。因此，对于出血证，一般都需要补脾益气，脾气充盛，血才能重新被统摄。

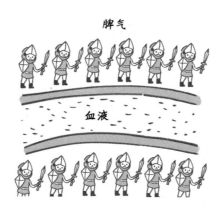

脾主统血

脾的外在表现

脾的外在表现是"其华在唇四白，其充在肌"（《素问·六节藏象论》）。口唇的颜色与全身气血情况有关，而脾为气血生化之源，所以口唇的色泽是否红润，不但反映全身气血状况，而且反映了脾胃运化水谷精微的功能是否正常。

"其充在肌"是说脾的运化功能与肌肉的壮实与否有密切的关系。人体全身的肌肉都要依赖脾运化的水谷精微的滋润濡养，才能壮实、丰满，才能发挥其正常的功能，故有"脾主身之肌肉"（《素问·痿论》）之说。

脾的病理表现

证型	常见症状	治则	代表方剂
脾气虚	纳少，腹胀，食后尤甚，大便溏薄，肢体倦怠，少气懒言，面色萎黄，形体消瘦，浮肿	健脾益气	四君子汤 参苓白术散
脾阴虚	不思饮食，食入不化，胃中嘈杂不适、隐痛，或干呕呃逆，口干咽燥，心烦消瘦，大便干结	滋阴补脾	麦冬汤
中气下陷	饮食减少，体倦肢乏，少气懒言，面色萎黄，头晕眼花，便溏，舌质淡，脉虚，脱肛，子宫脱垂久泻久痢	益气升阳	补中益气汤
脾不统血	月经过多，崩漏，便血，衄血，皮下出血	补脾摄血	归脾丸
脾阳虚	纳呆腹胀，脘腹痛而喜温喜按，口淡不渴，四肢不温，大便稀溏，四肢浮肿，畏寒喜暖，小便清长或不利，妇女白带清稀而多	健脾温中	理中汤
脾虚湿困	脘腹痞闷胀痛，泛恶欲吐，纳呆便溏，四肢困重，肢体浮肿，小便短少或短黄，大便溏稀或泄泻	健脾祛湿	六君子汤

◎ 肺为相傅之官

肺的功能主要是主气、司呼吸、主治节、朝百脉。

肺的生理功能

肺主气、司呼吸

肺主气，指全身的气均由肺来主持和管理。司呼吸，是指呼吸功能。包括两个方面：一是主呼吸之气，二是主一身之气。

肺是体内外气体交换的场所。人体通过呼吸进行气体交换，将体内的浊气呼出，把自然界的清气吸入，以维持人体清浊之气的新陈代谢。肺主气的功能是依靠肺气的宣发和肃降来实现的，肺有宣有降，气道通畅，气能出能入，呼吸平和；反之则呼吸不利，可引起咳嗽、气喘等。

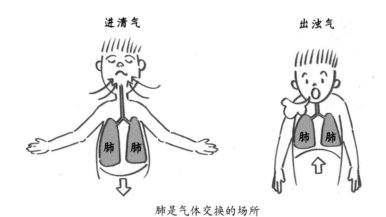

肺是气体交换的场所

　　肺能主一身之气，是因为肺与宗气的生成有密切的关系。宗气主要是由水谷的精气与肺吸入的清气结合而成。它的作用是推动肺呼吸，贯通心脉，以推动血液运行。因此，如果肺气虚，就会出现气短、声低、息微、咳嗽等症状。一旦肺失去了呼吸功能，清气不能吸入，浊气不能呼出，宗气不能生成，肺也就失去主一身之气的作用，呼吸停止，生命也就结束了。

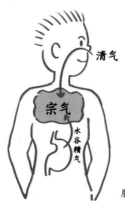

肺与宗气的生成有关

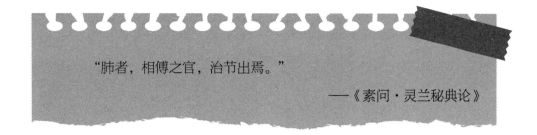

"肺者，相傅之官，治节出焉。"

——《素问·灵兰秘典论》

肺主治节、朝百脉

五脏的核心是心，心作为君主，不可能事事亲力亲为，需要一个官员来辅助他。《素问·灵兰秘典论》里说："肺者，相傅之官，治节出焉。""相傅之官"就是宰相，"治节"是治理调节的意思。"朝百脉"指的是肺能辅助心脏治理调节全身的气、血、津液以及脏腑生理功能。从位置来看，肺和心的位置也较高。因此，无论是位置还是功能，肺和宰相这一职务所承载的功能都是很相似的。

肺朝百脉的功能是通过宣发和肃降调节全身气机实现的。宣发和

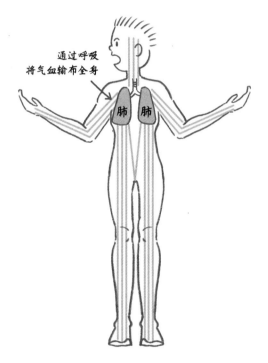

通过呼吸将气血输布全身

肺 肺

肺辅助心调节全身气血

肃降是肺的基本功能，由此肺可以呼出体内浊气、向上向外布散精微，布输卫气，外达皮毛，也可以吸入自然界的清气、向下向内输布精微，实现机体内外的气体交换，调节各脏腑的气机运行，还能调节体内水液的运行、输布和排泄。因此，如果肺气虚弱或阻塞，不能助心行血、输布水液，可能会导致血和水液运行不畅，可出现心慌胸闷、唇青舌紫、水肿或流涕等症状。

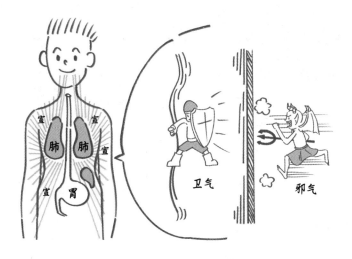

肺宣发卫气以抵御外邪

肺的外在表现

肺的外在表现是"其华在毛，其充在皮"（《素问·六节藏象论》）。肺功能的强弱会表现在皮肤和毛发上。如果皮肤看起来比较干燥，没有光泽，毛发也比较稀疏，说明肺功能较弱，卫外能力较差，因此也容易受风寒或风热邪气的侵袭而导致感冒、发热、咳嗽等。

肺的病理表现

证型	常见症状	治则	代表方剂
肺气虚	咳喘无力，气短，动则益甚，痰液清稀，声音低怯，神疲体倦，面色㿠白，畏风自汗，舌淡苔白	补益肺气	玉屏风散 补中益气汤
肺阴虚	干咳无痰，或痰少而黏，口燥咽干，形体消瘦，午后潮热，五心烦热，盗汗，颧红，甚则痰中带血，声音嘶哑，舌红少津	养阴清肺	沙参麦冬汤（补肺胃之阴）；百合固金汤（补肺肾之阴）

◎ 肾为先天之本

肾的作用贯穿生命的始终。因为肾所藏精气很大一部分来源于先天，故称"肾为先天之本"。人从幼年开始，肾精逐渐充盛，齿更发长；到了青壮年，肾精进一步充盛，机体也随之发育到壮盛期；到老年，肾精衰退，形体也逐渐衰老。可以说，肾精决定着机体的生长发育，为生命活动提供基本动力。

肾的生理功能

肾的生理功能众多，但基本都是围绕着主藏精、主水、主纳气功能。

肾主藏精

藏精是肾的主要生理功能。肾所藏的精，包括先天之精和后天之精两部分。

先天之精是来自父母的生殖之精，它是构成胚胎发育的原始物质。人在出生离开母体后，这精就藏于肾中，成为肾精的一部分，同时得到后天之精的不断补充，成为人体生殖、繁衍后代的基本物质。

后天之精是水谷所化生的各种精微物质，它是维持人体生命活动的营养物质，主要分布到五脏六腑，使之成为脏腑之精。脏腑之精充盛，除供给本身生理活动所需以外，剩余部分则贮藏于肾，成为肾精的一部分，以备不时之需。

后天之精的化生依赖于先天之精的资助，先天之精也有赖于后天之精的补充才不致耗尽。先天之精与后天之精是相互依存、相互补充、相互促进的，二者相辅相成，从而保证了肾精的充盛。

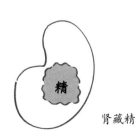

肾藏精

肾主水

肾主导着体内水液的潴留、分布与排出。人体的水液代谢包括两个方面：一是将水谷精微中具有温养滋润脏腑组织作用的津液输送到全身；二是将各脏腑组织代谢利用后的浊液排出体外。这一代谢过程有赖于肾的蒸腾气化，这样才能使肺、脾、膀胱等脏腑在水液代谢中发挥各自的生理作用。因此，肾功能不好的人最明显的表现是小便异常。

肾主纳气

纳，有收纳、摄纳的意思，纳气也就是吸气。呼吸是肺的功能，呼气是依靠肺的宣发作用，吸气是依靠肺的肃降作用，但是吸入之气必须下归于肾，由肾气摄纳，呼吸才能通畅、调匀。因此，肾不纳气的人往往会出现动则气短息促、气喘，还容易颧红心烦、口燥咽干。

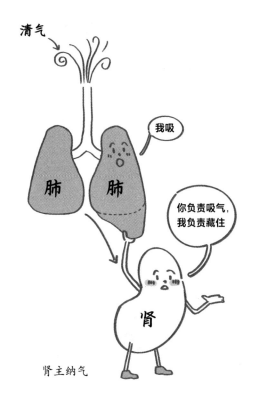

肾主纳气

肾的外在表现

肾的外在表现是"其华在发，其充在骨"（《素问·六节藏象论》）。肾气是否充足，从外在看，首先体现在头发上。如果一个人头发浓密、色泽明亮，说明其肾气充足；反之，如果头发枯萎、稀疏，说明肾精不足、肾气亏虚。

"其充在骨"是说，肾气充盛的时候，骨骼强壮。骨骼大都藏在体内，但有一部分骨骼是能看到的，就是牙齿，"齿为骨之余"，因此如果肾气充盛，骨骼强壮，那么牙齿也就比较坚硬，不易松动。老年人由于肾气慢慢衰竭，所以会出现牙齿脱落的现象。

肾的病理表现

证型	常见症状	治则	代表方剂
肾精不足	男子精少不育，女子经闭不孕，性功能减退；小儿发育迟缓，身材矮小，智力和动作迟钝，囟门迟闭；成人早衰，发脱齿摇，耳鸣耳聋，健忘，动作迟缓，两足无力等	补肾填精	五子衍宗丸
肾阴虚	头晕耳鸣，腰膝酸软，五心烦热，潮热盗汗，小便黄，大便干，夜寐不宁，女子经少经闭，男子遗精早泄，舌红，少苔或有裂纹	滋阴补肾	六味地黄丸
肾阳虚	腰膝酸软，畏寒肢冷，精神萎靡，面色白或黧黑，五更泄泻，浮肿，舌淡胖苔白，男子阳痿，女子宫寒不孕	温补肾阳	金匮肾气丸
肾气不足	腰膝酸软无力，面色淡白，神疲乏力，久病咳喘，呼多吸少，气短，动则喘甚，小便频数清长或余沥不尽或夜尿多，男子遗精早泄，女子带下清稀量多，舌淡苔白	益气补肾	右归丸（肾气不固）；五子衍宗丸（肾不纳气）

空心的为腑，负责传输和消化

六腑指的是胆、胃、小肠、大肠、膀胱、三焦。小肠、胆、胃、大肠、膀胱分别和五脏相对应。三焦是藏象学说中的一个特有名称，是上焦、中焦、下焦的合称，为六腑之一，属脏腑中最大的腑，又称外腑、孤脏。六腑的生理特性是受盛和传化水谷，具有消化食物、吸收营养、排泄糟粕的功能，在形态上也有明显的共同点——都是空心的容器。

脏与腑是表里互相配合的，一脏配一腑（比如心包与三焦相表里），脏属阴为里，腑属阳为表。脏腑的表里是由经络来联系，即脏的经脉络于腑、腑的经脉络于脏，彼此经气相通、互相作用，因此脏与腑在病变上能够互相影响、互相传变。

◎ 胆是肝的好兄弟

胆和肝的关系极为密切，它们不但位置相连，而且通过经脉的互相络属，构成表里关系。肝属表，胆属里。肝喜条达，主疏泄，有助于胆腑疏利、通降。胆气和降，有助于肝气升发、条达，不致郁遏。肝胆和调，则升降相宜、气机畅达。肝胆失和，气郁气逆，就会出现肝胆气滞或肝胆湿热，表现为胁痛、黄疸等。

胆的生理功能主要有三个：贮藏和排泄胆汁，主决断，调节脏腑气机。

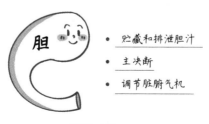

胆

- 贮藏和排泄胆汁
- 主决断
- 调节脏腑气机

胆的功能

贮藏和排泄胆汁

"肝之余气，泄于胆，聚而成精。"（《脉经》）胆汁来源于肝，然后进入胆贮藏、浓缩，并通过胆的疏泄作用注入小肠，促进食物的消化和吸收。如果肝胆功能失常，胆汁的分泌与排泄受阻，就会影响脾胃的消化功能，出现厌食、腹胀、腹泻等消化不良症状。肝失疏泄，胆汁外溢，则会出现黄疸（目黄、身黄、小便黄）等。

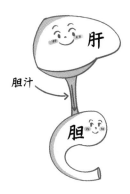

胆贮藏和排泄胆汁

主决断

胆在精神意识思维活动过程中，具有判断事物、作出决定的作用。《素问·灵兰秘典论》中说："胆者，中正之官，决断出焉。"精神心理活动与胆的决断功能有关，胆能助肝疏泄以调畅情志，因此，肝胆相济则情志和调稳定。胆气虚弱的人，在受到精神刺激时很容易生病。

"胆者，中正之官，决断出焉。"

——《素问·灵兰秘典论》

调节脏腑气机

人体是一个不断发生升降出入的气化作用的机体，肝气条达，气机调畅，则脏腑气机升降有序、出入有节，也就能维持阴阳平衡，则气血和调而不生病。胆有助于肝疏泄的功能，故胆功能正常，则其余脏腑易安。因此有 "凡十一脏取决于胆"（《素问·六节藏象论》）之说。

◎ 胃是人体的粮仓

胃上接食管，下通小肠，主要功能是受纳和腐熟水谷。胃与脾相表里，脾胃常合称为后天之本。胃属阳，脾属阴。

受纳水谷

饮食入口，经过食管，容纳并暂存于胃，这一过程称之为受纳。

人体的生理活动和气血津液的化生，都需要依靠饮食提供的营养。胃主受纳功能是胃主腐熟功能的基础，也是整个消化功能的基础。如果胃有病变，影响到受纳功能，就会出现食欲不振、厌食、胃脘胀闷等症状。

胃主受纳功能的强弱，取决于胃气的盛衰，其反映就是能食与不能食。能食，则胃的受纳功能强；不能食，则胃的受纳功能弱。

腐熟水谷

胃主腐熟水谷，指胃将食物消化为食糜。胃接受由口摄入的饮食物并使其在胃中短暂停留，进行初步消化，依靠胃的腐熟作用，将水谷变成食糜。食物经过初步消化，其中的精微物质由脾运化而营养周身，未被消化的则下行于小肠。如果胃的腐熟功能低下，就会出现食滞胃脘之证，表现为胃脘疼痛、口臭等消化不良症状。由于胃的腐熟功能必须与脾的运化功能相互配合，才能维持人体的生命活动，所以中医常将脾胃合称为"后天之本"。

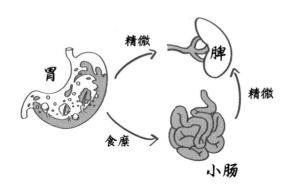

胃受纳和腐熟水谷

◎ 小肠泌别清浊

小肠上接于胃，下连大肠，主要功能有两个：受盛化物、泌别清浊。

受盛化物

小肠与胃的下口相连，胃接受水谷后，经过胃的受纳腐熟，就通过幽门传到小肠。

小肠接受由胃进行初步消化的水谷之后，还能够把水谷化为精微，这就是小肠的"化物"功能。精微物质上输于脾而布散全身；糟粕部分下传到大肠，最后排出体外。如果小肠的受盛化物功能异常，不能接受由胃而来的经过腐熟的水谷，就会出现腹胀、腹痛等症状。

泌别清浊

泌是分泌、选择的意思；别是区别。"泌别清浊"，就是把清的和浊的分开，各走各路。清的，借脾的升清功能，往上输于肺，或者通过脾输布于全身；浊的，则向下传给大肠。

小肠的泌别清浊功能，对于水谷的运化非常重要。如果小肠不能泌别清浊、化精微、传糟粕，清、浊俱下于大肠，就会发生完谷不化的飧泄，或者是水液也从大肠而出，导致水样泻。

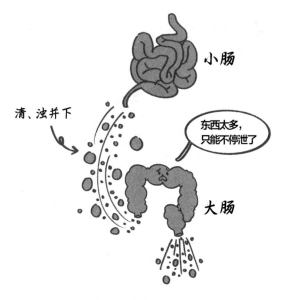

小肠泌别清浊功能失常

◎ 大肠传导糟粕

大肠位于腹中，其上与小肠相接，其下端为肛门。大肠与肺有经脉相互络属而互为表里。大肠能对饮食物糟粕中的残余水分进行吸收，并排出糟粕，因此，其主要生理功能是主津和传导糟粕。

主津

大肠在接受小肠下注的食物残渣后，能对残渣中多余的水分进行再吸收。"大肠主津"是与"小肠主液"相对而言的。液较稠厚，津较清稀。小肠将饮食消化成糊状的较稠厚的液态物质并吸收，其吸收的水液多为富含营养的水谷精微；而大肠吸收的多是清稀的水分，故称"大肠主津"。

传导糟粕

　　大肠是传送糟粕的通道。大肠接纳经过小肠消化吸收后传送下来的化物，吸收其中剩余的水分和养料，使其变成粪便，传送至大肠末端，经肛门排出体外。所以《素问·灵兰秘典论》中说："大肠者，传道之官，变化出焉。"传道即传导。如果大肠传导功能失常，则可出现大便质、量、次数的异常，如便秘、便溏等。

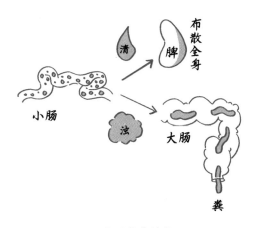

大肠传导糟粕

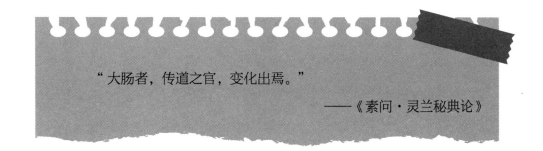

　　"大肠者，传道之官，变化出焉。"

——《素问·灵兰秘典论》

◎ 膀胱贮存和排泄尿液

　　膀胱在脏腑中居于最下处，其生理功能主要是贮存和排泄尿液。膀胱与肾通过经脉的相互络属构成表里关系，因此，肾主水，膀胱亦主水。

贮存尿液

在人体津液代谢过程中，水液通过肺、脾、肾三脏的作用，布散全身，发挥濡润机体的作用。津液被人体利用后，下归于肾，经肾的气化作用，升清降浊，清者上蒸为气，回流体内，浊者下输于膀胱，成为尿液。

小便与津液相互影响，如果津液缺乏，则小便短少；如果小便过多，则可能意味着津液丧失。

排泄尿液

尿液贮存于膀胱，达到一定容量时，通过肾的气化作用，使膀胱开合适度，则尿液可及时排出体外。如果膀胱功能出现问题，使其开合功能失常，会出现尿闭、排尿困难、尿频、尿急等问题。

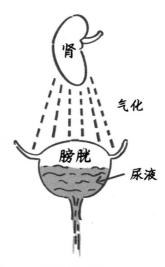

膀胱排泄小便

◎ 三焦是气血运行的通道

三焦作为六腑之一，一般认为它是分布于胸腹腔的一个大腑，分为上焦、中焦、下焦，相对来说，心、肺为上焦，脾、胃为中焦，腹以下至二阴为下焦。三焦相互连通，是气血运行的通路，具有调节和协调全身机能的作用。三焦与心包经相表里。

三焦的主要生理功能是通行元气、疏通水道、运行水谷。

上焦主宣发卫气、布散精微。上焦因接纳精微而布散，称为"上焦主纳"。中焦主运化水谷、化生气血。因中焦运化精微，称为"中焦主化"。下焦主泌别清浊、排泄废物。因下焦疏通二便，排泄废物，称为"下焦主出"。

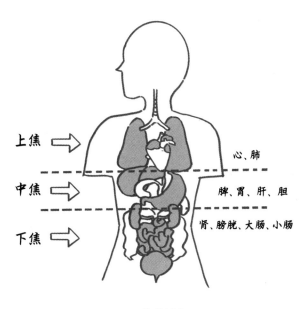

上焦　心、肺

中焦　脾、胃、肝、胆

下焦　肾、膀胱、大肠、小肠

三焦的划分

各自独立的叫奇恒之腑，功能介于脏腑之间

除了五脏六腑，在人体中还有一些各自独立的器官，如脑、髓、骨、脉、胆、女子胞。它们形态似腑，中空管腔，功能似脏，主藏精气，称为奇恒之腑。"奇恒"是不同于平常的意思。

◎ 脑

脑居于颅内，由髓汇集而成，故又称为"髓海"。

脑的生理功能有三个：主宰生命活动、主精神意识、主感觉运动。

主宰生命活动

脑由先天之精化生，脑髓所生之神即为元神，元神藏于脑中，为生命的主宰。元神存则生命在，元神败则生命逝。得神则生，失神则死。

主精神意识

人的精神活动，包括思维意识和情志活动等，都是外界客观事物反映于脑的结果。脑是精神、意识、思维活动的枢纽。脑主精神意识的功能正常，则精神饱满、意识清楚、思维灵敏、情志正常。否则，便会出现精神、思维及情志方面的异常。

主感觉运动

脑为元神之府，主管人体的视、听、嗅等感觉功能，统领肢体运动。髓海充盈，主管感觉运动的功能正常，则视物精明、听力正常、嗅觉灵敏、感觉正常、运动自如，否则会出现视物不清、耳鸣耳聋、嗅觉不灵、感觉迟钝、语言障碍、运动障碍等异常。

◎ 髓

髓是分布于骨腔内的一种膏脂样物质。由于髓所在的部位不同，名称也不相同，如骨髓、脊髓、脑髓。其中，脊髓与脑髓上下相通，合称为脑脊髓。

髓由肾精所化生，故有"肾藏精、精生髓"一说。另外，饮食所化生的精微，分布骨腔之中，由脊髓而上引入脑，成为脑髓。所以，先天之精不足或后天之精失养，都可直接影响髓的生成。

髓的生理功能有三个：髓养脑、髓充骨、髓化血。

髓养脑

先天之精与后天之精不断充盈脑髓。

髓充骨

骨髓能滋养骨骼，使之健壮。

髓化血

精、血可以互生，精生髓，髓亦化血。

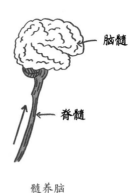

髓养脑

◎ 骨

骨就是骨骼，内藏骨髓。骨的功能：一是藏骨髓；二是支持形体、保护内脏。

藏骨髓

由于骨为髓之府，髓对骨有滋养作用，所以，骨的生长、发育和骨质的坚脆等都与髓的盈亏有关。

支持形体、保护内脏

骨能支持形体，使人体保持一定的体态，还能在筋肉的张缩作用下收展，使人体运动。骨骼具有坚韧性，能防止外力对脏腑的伤害，从而保护内脏。

◎ 脉

脉，即血脉、脉管。它密布全身，无处不在。心与血脉相通，构成一个相对独立的系统。

脉的生理功能主要是运行气血和传递信息。

运行气血

气血在体内循环，运行不息，但都是在血脉内流行的。脉对气血有一定的约束力，使之循着一定的方向、按着一定的轨道运行。气血通过血脉营运周身、滋养脏腑，维持各脏腑组织的正常生理活动。

传递信息

心气推动血液在脉中流动会产生脉搏，全身气血的多寡、脏腑功能的盛衰均可通过脉搏反映出来，脉诊即是利用这一原理。

◎ 胆

胆既是六腑之一，又属奇恒之腑。作为六腑之一，是因为胆可以排泄胆汁，有助于饮食的消化；但胆本身并没有受盛和传化水谷的功能，且藏"精汁"，有"藏"的作用，因此又有别于六腑，故属奇恒之腑。

◎ 女子胞

女子胞，又称胞宫，位于下腹腔内，是女性生殖器官。其生理功能主要是主持月经和孕育胎儿。

主持月经

健康的女子，14岁左右（二七）天癸至，生殖器官发育成熟，子宫发生周期性变化，出现月经。月经的产生，是脏腑经脉气血及天癸作用于胞宫的结果。胞宫的功能正常与否直接影响月经的来潮，所以胞宫有主持月经的作用。

孕育胎儿

受孕之后，月经停止来潮，脏腑经络血气皆下注冲任，到达胞宫以养胎，培育胎儿，直到分娩。

（ 五脏六腑协同， 身体才能健康 ）

人体各脏腑组织的功能活动虽各有不同，但并非独立的，而是整体活动的一个组成部分，它们不仅在生理功能上存在着相互制约、相互依存和相互为用的关系，而且还以经络为联系通道，在各脏腑组织之间相互传递着各种信息，在气血津液环周于全身的情况下，形成了一个协调统一的整体。

◎ 五脏之间的关系

心与肺

心与肺的生理关系：心主血脉，上朝于肺；肺主宗气，贯通心脉。两者相互配合，保证气血的正常运行，维持机体各脏腑组织的新陈代谢。

心与肺的病理关系：肺气虚，宗气生成不足，可使心气亦虚，可见心悸；反之，心气先虚，宗气耗散，亦能致肺气不足，肃降功能失常，气机无常，可见咳喘、胸闷不舒等。

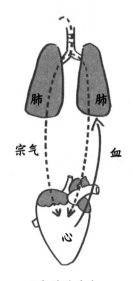

心与肺的关系

心与脾

心与脾的生理关系：心主血而行血，脾生血又统血。脾的运化功能正常，则化生血液的功能旺盛，血液充盈，则心有所主。脾气健旺，脾的统血功能正常，则血行脉中，而不逸出脉外。心血旺盛，脾得濡养，则脾气健运。

心与脾的病理关系：心思虑过度会影响脾的运化；脾气虚弱，运化失职，则气血生化无源，可导致血虚而心无所主。若脾气虚弱而不统血，会使血液妄行，造成心血不足，导致眩晕、心悸、失眠、多梦、腹胀、食少、体倦等心脾两虚之证。

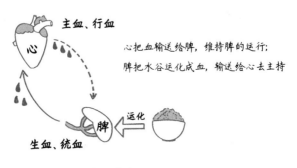

心与脾的关系

心与肝

心与肝的生理关系：心主血，肝藏血。心的行血功能正常，则血运正常，肝有所藏，才能发挥其贮藏血液和调节血量的作用，以适应机体活动需要，心也有所主；心血充足，肝血亦旺，肝体得养，则肝的疏泄功能正常，气血通畅，有助于心主血脉功能的正常运行。

心与肝的病理关系：若心血不足，则肝无所藏；肝血不足，则心心血不能充盈，形成症见心悸健忘、失眠多梦、眩晕耳鸣、面白无华、两目干涩、视物模糊、爪甲不荣、肢体麻木等心肝血虚证。同时血液是神志活动的物质基础，血不足，则肝失所养，疏泄失常，情志不畅。

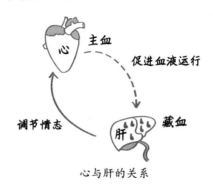

心与肝的关系

心与肾

心与肾的生理关系：心在上属火为阳，肾在下属水为阴。位于下者，以上升为顺，位于上者，以下降为和。因此，心火必须下降于肾，肾水必须上济于心，这样，心肾之间的生理功能才能协调，称为"心肾相交"，也就是"水火既济"。

心与肾的病理关系：若心火不能下降于肾，肾水不能上济于心，心肾之间的生理功能就会失去协调，导致"心肾不交""水火失济"，表现为心悸、怔忡、心烦、腰膝酸软，或见男子梦遗、女子梦交等症。

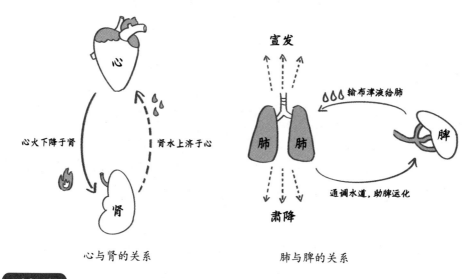

心与肾的关系　　　　　　　　　肺与脾的关系

肺与脾

肺与脾的生理关系：气和水之间的关系。脾运化生成的水谷精气与肺吸入的清气共同生成宗气，以助肺呼吸。人体的津液由脾上输于肺，通过肺的宣发和肃降而布散全身及下输膀胱；脾运化水湿的功能依赖肺的宣发肃降功能；两脏配合，参与水液代谢过程。

肺与脾的病理关系：脾气虚损时，脾不散精，可导致肺气不足；脾失健运则津液代谢失常，水液停滞，聚而生痰、成饮，影响肺的宣发和肃降，可出现喘咳、痰多等症。

肺病日久，失于宣发肃降，气不布津，水聚湿生，脾气受困，可使脾的运化功能失常或使脾气虚，出现纳食不化、腹胀、便溏甚则水肿等症。

肺与肝

肺与肝的生理关系：主要体现在气机升降和气血运行方面。肺居膈上，其气肃降；肝居膈下，其气升发；肝从左而升，肺从右而降，二者相互协调，则全身气机舒展。肝藏血，调节全身之血；肺主气，治理调节一身之气。血需气推，气需血养，故两脏对气血的运行也有调节作用。

肺与肝的病理关系：若肝升发太过，或肺降不及，则多致气火上逆而循经犯肺，可出现咳逆上气，甚则咯血等，称为"肝火犯肺"。气火循经犯肺，肺受火灼，失清肃之功，气机上逆，在咳嗽的同时，会出现胸胁引痛胀满、头晕头痛、面红目赤等症。

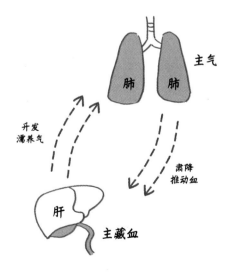

肺与肝的关系

肺与肾

　　肺与肾的生理关系：主要体现在水液代谢和呼吸运动方面。在水液代谢方面，肺主行水而通调水道，水液只有通过肺的宣发肃降，才能使其布散全身，浊液归于肾，再下输膀胱。肾为主水之脏，有气化升降水液的功能。在呼吸运动方面，肺司呼吸，肾主纳气，肺的呼吸功能需要肾的纳气功能来协助。肾气充盛，吸入之气方能经肺的肃降而下纳于肾，故有"肺为气之主，肾为气之根"之说。

　　肺与肾的病理关系：在水液代谢方面，若肺的宣发肃降功能失调，会导致肾接受的水液减少而致尿少，甚则出现水肿；若肾的气化功能失调，会导致水泛为肿，甚则出现气喘、咳逆。在呼吸方面，若肺气久虚，可导致肾不纳气，肺气浮于上，出现动则气喘、气短等症。

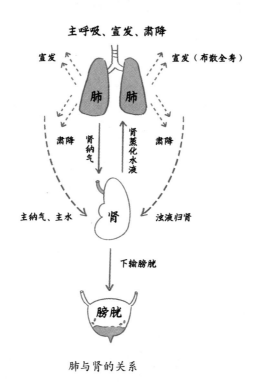

肺与肾的关系

此外,肺与肾的阴液相互资生,肺阴虚可损及肾阴,肾阴虚也不能上滋肺阴,故肺肾阴虚常并见,表现为两颧嫩红、骨蒸潮热、盗汗、干咳喑哑、腰膝酸软等症。

肝与脾

肝与脾的生理关系:主要体现在疏泄与运化、藏血与统血之间。肝主疏泄,分泌胆汁,帮助脾胃对食物的消化,则脾运化功能健旺。脾主运化,为气血生化之源。脾气健运,则生血有源,肝得所养,则疏泄功能正常。肝主藏血、脾主生血统血,共同维持血液的生成和循环。

肝与脾的病理关系:若肝失疏泄,会影响脾的运化功能,引起肝脾不和,可见精神抑郁、胸胁胀满、腹胀腹痛、泄泻便溏等症。若脾虚则气血生化无源,或脾不统血,失血过多,可导致肝血不足。

肝与肾

肝与肾的生理关系:主要体现在精与血之间相互资生和相互转化的关系。肝藏血,肾藏精,血的化生有赖于肾中精气的气化,肾中精气的充盛也有赖于血液的滋养。所以说精能生血,血能化精,"精血同源"。肝主疏泄,肾主闭藏,

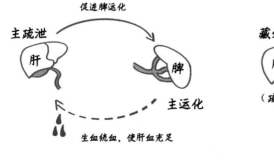

肝与脾的关系

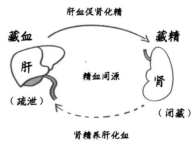

肝与肾的关系

肝气疏泄可使肾气闭藏而开合有度，肾气闭藏又可制约肝之疏泄太过。

肝与肾的病理关系：因精血同源，所以精与血的病变常常相互影响，如肾精亏损，可导致肝血不足；反之，肝血不足，也可引起肾精亏损。肾阴不足可引起肝阴不足，阴不制阳而导致肝阳上亢，称之为"水不涵木"；肝阴不足，可导致肾阴亏虚，而致相火上亢。

脾与肾

脾与肾的生理关系：主要体现在先后天相互资生和水液代谢方面。脾之健运，化生精微，须借助于肾阳的温煦；肾中精气也有赖于水谷精微的培育和充养，才能不断充盈和成熟。因此，脾与肾在生理上是后天与先天的关系，它们相互资助、相互促进。脾主运化水湿，须有肾阳的温煦蒸化；肾主水，主开合，使水液的吸收和排泄正常，而这有赖于脾气的制约，即"土能制水"。

脾与肾的病理关系：若肾阳不足，不能温煦脾阳，则脾阳亦不足，可见腹部冷痛、下利清谷，或五更泄泻、水肿等症；若脾阳久虚，可损及肾阳而形成脾肾阳虚之证，表现为久泻久痢、水肿、腰膝冷痛等。

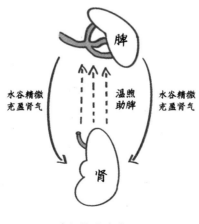

脾与肾的关系

◎ 脏与腑之间的关系

脏属阴而为里，腑为阳而为表，因此，脏和腑之间是一脏一腑、一阴一阳、一里一表的阴阳表里相互配合的关系。

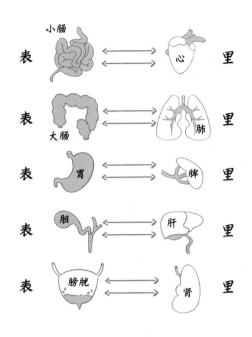

脏与腑的关系

心与小肠

心与小肠的生理关系：二者经脉相互络属构成表里关系。心阳下煦小肠，有助于小肠化物、泌别清浊功能的发挥。小肠泌别清浊的过程中将清者吸收，通过脾气升清而上输于心肺，化为血，使心血不断得到补充。

心与小肠的病理关系：心有实火会下移小肠，小肠有热会循经上炎于心。

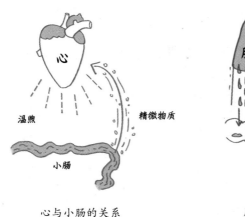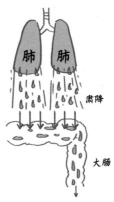

心与小肠的关系　　　　　　　　肺与大肠的关系

肺与大肠

肺与大肠的生理关系：二者经脉相互络属构成表里关系，主要表现在传导和呼吸方面。大肠的传导功能有赖于肺的肃降功能，使大便排出通畅。肺主水、通调水道，与大肠主津、重新吸收剩余水分的作用相互协作，参与水液代谢的调节，从而保证大便正常排泄。肺与大肠相表里，故肺与大肠之气化相通，肺气降则大肠之气亦降，大肠通畅则肺气宣发肃降功能正常。

肺与大肠的病理关系：因肺与大肠之气化相通，故在病理上亦相互影响。大肠热实，腑气不通，会使肺失肃降；肺失清肃，津不能下达，则会使大肠燥实，则大便干燥艰涩。

脾与胃

脾与胃的生理关系：二者通过经脉互相联络而构成脏腑表里配合关系。胃主降，主受纳，喜润恶燥；脾主升，主运化，喜燥恶湿。二者共为后天之本，具体表现在运与纳、升与降、燥与湿几个方面。

纳运相得

胃主受纳和腐熟，是脾主运化的基础；脾主运化，消化水谷、传输精微物质，为胃继续纳食提供能源。两者密切配合，才能完成消化食物、输布精微的功能。

升降相因

脾胃居中，为气机上下升降之枢纽。脾主运化升清，向上输布水谷精微至心肺，借心肺之功以供养全身，故"脾气主升"。胃将受纳的饮食物初步消化后，向下传送到小肠，并通过大肠使糟粕浊秽排出体外，从而保持肠胃虚实更替的生理状态。故"胃气主降"。故脾胃健，升降之功正常，胃主受纳、脾主运化的功能才能正常。

燥湿相济

脾性喜温燥而恶阴湿，胃性喜柔润而恶燥。燥湿相济，脾胃功能正常，水谷才能消化吸收。

脾胃升降失常可致腹胀、泄泻、食少脘满、嗳气、恶心、呕吐等。

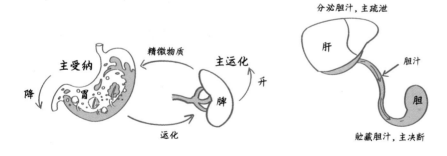

脾与胃的关系　　　　　　　　肝与胆的关系

肝与胆

肝与胆的生理关系：二者通过经脉互相联络而构成脏腑表里配合关系，主要表现在消化功能和精神情志活动方面。

① 消化功能方面：肝主疏泄，分泌胆汁；胆附于肝，贮藏、排泄胆汁。肝胆共同合作，使胆汁到达肠道，以帮助脾胃消化食物。

② 精神情志活动方面：肝主疏泄，调节精神情志；胆主决断，与人的勇怯有关。肝胆两者相互配合、相互为用，人的精神意识思维活动才能正常进行。

肝与胆的病理关系：肝、胆病变互相影响，主要表现在肝胆火旺、肝胆湿热和情志失调等方面。

肾与膀胱

肾与膀胱的生理关系：肾为水脏，膀胱为水腑，在五行同属水。两者又有经脉互相络属，构成脏腑表里配合关系。

肾司开合，主水，主津液，开窍于二阴；膀胱贮存尿液，排泄小便。膀胱的贮尿和排尿功能依赖肾的气化。肾气充足，固摄有权，则尿液能够正常生成，并下注于膀胱贮存；膀胱开合有度，则尿液能够正常贮存和排泄。肾与膀胱密切合作，共同维持体内水液代谢。

肾与膀胱的病理关系：若肾气亏虚，气化乏全，失于固摄，则膀胱的开合失度，即可出现小便不利或小便失禁、遗尿、尿频数等症。

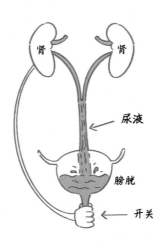

肾与膀胱的关系

人体气血运行的通道
——经络

经络是人体气血运行的通道，分布全身，联络脏腑肢节，沟通上下内外。认识经络，不仅能帮助我们了解身体气血水平、健康状况，还能通过对其进行刺激，从而调节脏腑功能、治疗疾病。

（ 什么是经络 ）

经络，是经脉和络脉的总称。

◎ "经"与"络"有不同

经，有路径的意思。经脉贯通上下、沟通内外，是经络系统中纵行的主干。因此，我们看到的十二经循行图上，经脉都是上下方向的。经脉大多循行于人体的深部，且有一定的循行部位。

络，有网络的意思。络脉是从经脉上分出来的分支，比经脉细小。相比于经脉有一定的循行部位，络脉则是纵横交错、无处不至。

经脉和络脉虽有区别，但两者紧密相连，形成了一个纵横交错的联络网，即经络系统，从而把人体的五脏六腑、肢体官窍及皮肉筋骨等组织紧密地联结成一个有机的整体，保证了生命活动的正常进行。

如果用一句话来概括经络，我们可以说：经络是运行气血、联络脏腑肢节、沟通内外上下的一种特殊的通路系统。

◎ 经络学说是怎么来的

经络虽然看不见摸不着，但却是实际存在的。古人最早通过直接观察法，对血脉、筋肉、骨骼和内脏及其相互关系等有了一定程度的了解。后来在临床实践中发现，当体内某一脏腑发生病变时，在体表相应的部位可出现一些病理现象，如压痛、结节、皮疹、色泽变化等异常反应。例如，肠痈（阑尾炎）患

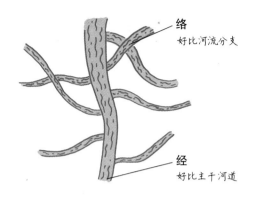

人体经络示意图

者可在阑尾穴（位于小腿前侧上部，外膝眼下 5 寸，胫骨前缘旁开一横指）处找到压痛点。脏腑有病时，按压体表相应部位，体内病痛也随之缓解。这样就发现体表与体内应有一定的联系通路，这是经络学说形成的依据之一。

此外，在针刺腧穴时，患者会出现酸、麻、胀、痛等反应，这种感觉会沿着一定的路径向远处传导。这也使人推测，这些腧穴之间必然通过某些特殊途径进行联络。这对于经络概念的形成具有重要意义。

到《黄帝内经》成书的时代，经络学说基本形成。《黄帝内经》系统地论述了十二经脉的循行部位、属络脏腑，以及十二经脉发生病变时的证候；还记载了十二经别、别络、经筋、皮部等内容；对奇经八脉也有一些论述。更重要的是，书中明确记载了约 160 个穴位的名称，以及如何使用穴位治疗一些疾病。

经过上千年的发展，后代医家在这些理论的基础上不断实践，又进一步丰富了经络理论。传统中医所使用的按摩、针灸等重要治病方法，都是基于经络理论。

目前已有大量研究表明，经络是客观存在的。通过解剖也可以观察到与古籍所记录的经脉循行路线基本一致的线路，而且经脉和脏腑间也确实存在相对应的联系。

（ 经络有什么用 ）

人体是一个有机体，由脏腑、四肢、五官、皮毛等器官组织组成，而这一切都是由经络系统进行连接的。

经络的作用大致可以归纳为四个方面。

◎ 沟通脏腑，联络全身

人体的经络外行于体表，内属于脏腑，纵横交错，沟通表里，像一张网将全身的脏腑、器官、肢体、骨骼以及皮毛等所有的器官组织紧密地联系在一起。

通过经络系统的这种联系，使人体形成一个相对稳定的有机整体，维持正常的生命活动。

◎ 运行气血，协调阴阳

气血是人体生命活动的物质基础，而气血的运行则有赖于经络。全身各组织器官只有得到气血的温养和濡润，才能发挥正常的生理功能。

经络循环不息地运输，使得气血内溉脏腑、外濡腠理，机体生理功能得以正常发挥，能够抵御外邪的侵袭。因此，当某一个脏腑功能失常、阴阳失调时，可以通过对相应经络的调整，使其阴阳恢复平衡状态。

而且这种调节具有双向性。比如，针刺足阳明胃经的足三里穴，可调节胃的功能——当胃功能低下时，可增强胃气，补其不足；当邪滞胃中，可泻其有余。再如，针刺手厥阴心包经的内关穴，既可使心动加快，在某些情况下又可抑制

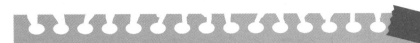

"经脉者，所以决死生，处百病，调虚实，不可不通。"

——《灵枢·经脉》

心动过速。

◎ 抵抗病邪，保卫机体

经络将气血运行到周身，使卫气散布于皮肤之中，能够加强皮部的卫外作用。可以说，经络及其所运行的气血，是抵抗病邪、保卫机体的屏障。

当人体正气不足、卫气虚弱时，抵抗力就会下降，经络也会成为病邪的传送通道。邪气侵入人体，通过经络的传导，由表向里、由浅入深，传入内脏。因此，守好经络这个屏障，是防止疾病很重要的一环。

◎ 传导感应，调整虚实

机体中包含许多生命信息，这些信息就是通过经络进行交换和传递。而这些信息的载体就是经气。经气，就是一身之气分布于经络者，各种治疗刺激及信息可以随经气到达病所。

经络系统不但能感应信息，还能依据信息的性质特点进行传导，将信息送达相关的脏腑组织，起到调整其相应状态和功能的作用。

对经络上的穴位进行针刺时，会使局部有酸、麻、重、胀等特殊的感觉，有时还会沿一定线路传导，这就是经气传导的表现。这种感觉称为"针感"，也叫作"得气"。

（人体有多少条经络）

我们平时看经络挂图，会有一种错觉，好像经络就十四条（十二正经加任督二脉）。实际上，这只是主要的经络。人体的经络还有很多，比如奇经八脉、十二经别、络脉等。

◎ 十二正经有规律

正经是经络系统的主体，共有十二条，即手、足三阴经和手、足三阳经，合称"十二经脉"。它们是气血运行的主要通道。根据其阴阳属性、所属脏腑、循行部位而有不同的名称。

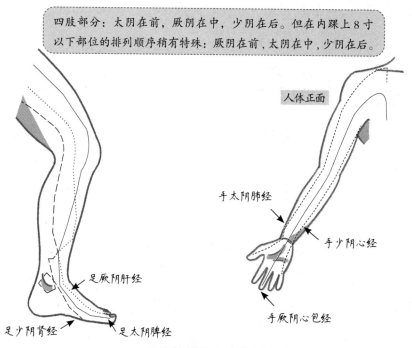

四肢部分：太阴在前，厥阴在中，少阴在后。但在内踝上8寸以下部位的排列顺序稍有特殊：厥阴在前，太阴在中，少阴在后。

人体正面

手太阴肺经

手少阴心经

足厥阴肝经

手厥阴心包经

足少阴肾经　　足太阴脾经

阴经循行于四肢内侧

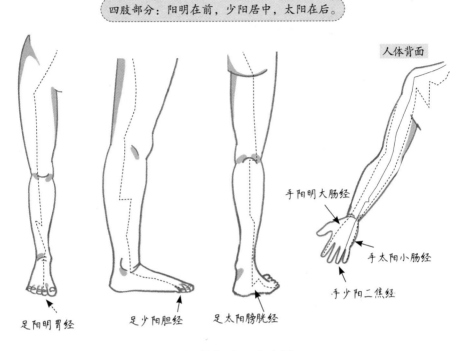

四肢部分：阳明在前，少阳居中，太阳在后。

人体背面

手阳明大肠经

手太阳小肠经

手少阳三焦经

足阳明胃经　　足少阳胆经　　足太阳膀胱经

阳经循行于四肢外侧

◎ 奇经八脉

奇经有八条，即督脉、任脉、冲脉、带脉、阴跷脉、阳跷脉、阴维脉、阳维脉，合称"奇经八脉"，它们的主要作用是统率、联络和调节十二经脉。

任、督二脉因为其上具有明确的穴位，所以历来医家也将其与十二正经合称为"十四经"。

除了正经和奇经八脉，另外还有十二经别，也就是从十二经脉别出的支脉，其作用是加强十二经脉中互为表里的两经之间的联系。而且，由于十二经别能够通达某些正经未能循行到的器官与形体部位，因而能补正经的不足。

冲脉、带脉、阴跷脉、阳跷脉、阴维脉、阳维脉六条经脉和十二经别的主要作用是沟通表里两经，并加强与脏腑的联系，平时使用较少，这里不作过多介绍。

（ 经络与腧穴、脏腑的关系 ）

◎ 经络与腧穴的关系

腧穴的"穴"是"孔穴"的意思，腧穴就是人体脏腑经络气血输注出入的特殊部位。

穴位之间因着某种规律"串联"起来，形成一条条"经脉"。经络和穴位是不能分割的，经络就像一条河道，穴位则像河道上的一座座湖泊或小水库。湖泊或小水库可以调控河道的水量：枯水时，给河道补充水；丰水时，起到分流、蓄水的作用。人体腧穴也是这样，人体经络中的气血衰微时，脏腑及功能就会受到影响，这时刺激经络上的相关穴位，就能补充并推动经络中的气血运行。

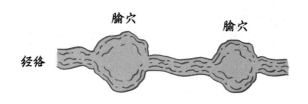

经络与腧穴好比河流与湖泊的关系

有一些交会穴，是在两经之间直接建立通道，两经之气也因此得以互通。因而交会穴不仅能疗本经之病，还能治多经之病。比如位于脾经的公孙穴通于冲脉，可以用来治疗冲脉之气逆行上冲而导致的心痛、心烦、胸闷、胁痛、腹痛里急等症。

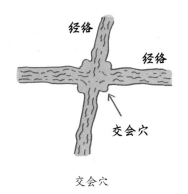

交会穴

◎ 经络与脏腑的关系

腧穴、经络与脏腑之间有着密切的关系。简单来说，腧穴归属于某一条经，而每一条经又各隶属于某一脏腑。

某条经络对应某一脏腑，从经络的名称上即可以看出来，比如手太阴肺经对应肺脏、足太阳膀胱经对应膀胱。相应地，这些经络也就与相对应的脏腑问题有密切的联系。因此，在体表的穴位上施以针、灸或手法刺激，就能够治疗穴位所属脏腑的某些疾病。比如中府穴是手太阴肺经的募穴，募穴是脏腑之气输布、结聚于胸腹部的腧穴，多与相应的脏腑相近。如果肺功能不好，肺气不足，或是肺气上逆，会咳嗽、哮喘，经常觉得上气不接下气，这时多揉中府穴就能改善。

同样地，脏腑的某些病证又能在相应的腧穴上有所反应，如压痛或结节、条索状物。比如足三里穴（属足阳明胃经）有明显压痛，多提示胃有疾患；中府穴（属手太阴肺经）有压痛感，多提示肺有疾患。刺激这些穴位或本条经络上的其他相关穴位，就可以治疗这类疾病，这正是古人所说的"有诸内必形诸外""揣外而知内，治外而调里"。

（ 腧穴定位有妙招 ）

◎ 简便定位法

如两耳尖连线的中点取百会穴；半握拳，当中指端所指处取劳宫穴；垂肩屈肘，于平肘尖处取章门穴等。

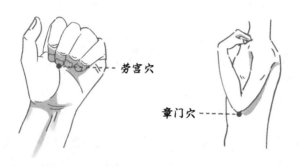

劳宫穴

章门穴

简便定位法

◎ 骨度分寸定位法

骨度分寸定位法是以骨节为标志，将两骨节之间的长度折量为一定的分寸，用以确定腧穴位置。不论男女、老少、高矮、胖瘦，均可按一定的骨度分寸在其自身测量。如前发际正中至后发际正中为 12 寸，可用于确定头部腧穴的纵向距离。

骨度折量表

分部	部位起点	常用骨度	度量法	说明
头部	前发际正中至后发际正中	12寸	直寸	如前后发际不明，由眉心量至大椎穴作18寸。眉心至前发际3寸，大椎至后发际3寸
胸腹部	两乳头之间	8寸	横寸	胸部与胁肋部取穴直寸，一般根据肋骨计算，每一肋两穴间作1寸6分
胸腹部	胸剑联合至脐中	8寸	直寸	胸部与胁肋部取穴直寸，一般根据肋骨计算，每一肋两穴间作1寸6分
胸腹部	脐中至耻骨联合上缘	5寸	直寸	胸部与胁肋部取穴直寸，一般根据肋骨计算，每一肋两穴间作1寸6分
背腰部	大椎以下至尾骶	21椎	直寸	背部直寸根据脊椎定穴，肩胛骨下角相当于第7胸椎，髂嵴相当于第16椎（第4腰椎棘突）。背部横寸以两肩胛内缘作6寸
上肢部	腋前纹头至肘横纹	9寸	直寸	用于手三阴、手三阳经的骨度分寸
上肢部	肘横纹至腕横纹	12寸	直寸	用于手三阴、手三阳经的骨度分寸
下肢部	耻骨联合上缘至股骨内上髁上缘	18寸	直寸	用于足三阴经的骨度分寸
下肢部	胫骨内侧髁下缘至内踝尖	13寸	直寸	用于足三阴经的骨度分寸
下肢部	股骨大转子至膝中	19寸	直寸	用于足三阳经的骨度分寸；"膝中"前面相当于犊鼻，后面相当于委中；臀横纹至膝中，作14寸折量
下肢部	膝中至外踝尖	16寸	直寸	用于足三阳经的骨度分寸；"膝中"前面相当于犊鼻，后面相当于委中；臀横纹至膝中，作14寸折量

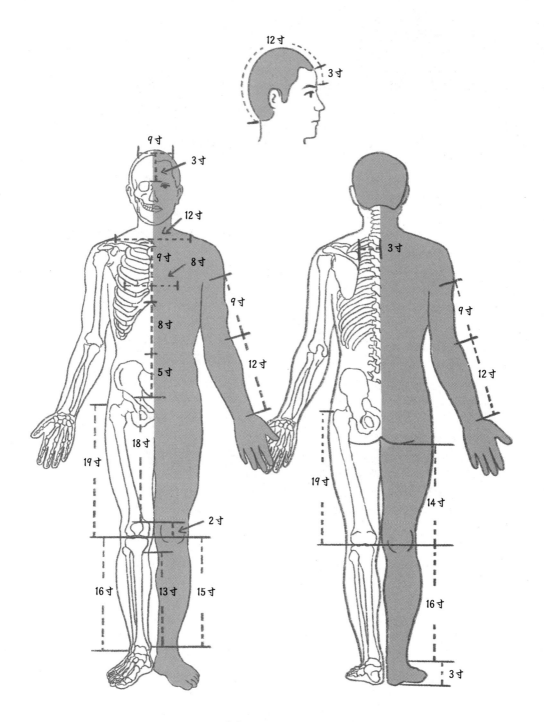

骨度折量定位法

◎ 同身寸取穴法

同身寸取穴法是以患者手指为标准来定取穴位。由于选取的手指不同，节段亦不同，可分为以下几种。

中指同身寸法：以患者的中指中节屈曲时内侧两端纹头之间作为 1 寸，可用于四肢部和背部取穴。

拇指同身寸法：以患者拇指指关节的横度作为 1 寸，适用于四肢部取穴。

横指同身寸法：又名"一夫法"。患者将食指、中指、无名指和小指并拢，以中指中节横纹处为准，四指横度作为 3 寸。

同身寸取穴法会有一定的误差，使用时同时参考骨度分寸定位法，会更为精准。

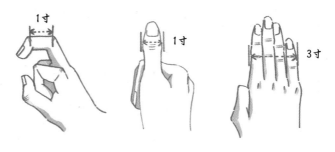

同身寸取穴法

◎ 体表标志定位法

体表标志定位法，就是以人体的各种体表标志为依据来确定腧穴位置，包括固定标志和活动标志两种。

固定标志：指不受人体活动影响而固定不移的标志。如五官、头发边际、指（趾）甲、乳头、肚脐等。如腓骨小头前下方凹陷处定阳陵泉；以足内踝尖为标志，在其上 3 寸，胫骨内侧缘后方定三阴交；目内眦稍上方定睛明；两眉

之间定印堂；鼻尖定素髎；脐中定神阙；两乳头连线中点定膻中；耻骨联合上
缘中点定曲骨等。

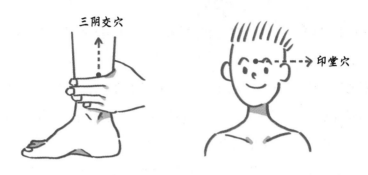

固定标志取穴法

活动标志：指必须采取相应的动作才能出现的标志。如张口于耳屏前方凹
陷处取听宫；翘拇指时腕背横纹上拇长伸肌腱与拇短伸肌腱之间的凹陷中取阳
溪；握拳掌横纹头赤白肉际处取后溪；上臂外展至水平位，肩峰与肱骨粗隆之
间会出现两个凹陷，前方凹陷处取肩髃，后方凹陷处取肩髎等。

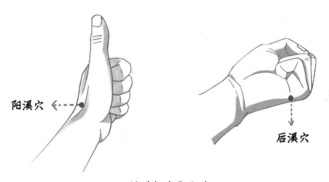

活动标志取穴法

如何按摩经络腧穴

按摩经络腧穴有多种形式，最简单的是顺着经络循行的部位进行拍打，可以刺激整条经络。如果想要对特定的疾病进行调理，还需要对经络上相应的腧穴进行重点按摩。

◎ 拍打经络

拍打可以使用双手，也可以使用辅助工具，沿着经络循行的路线进行。每次拍打时，开始力量宜轻，然后渐渐加重，到拍打快结束时，于某些重点穴位上进行重拍。注意拍打时应全身放松，自然呼吸。

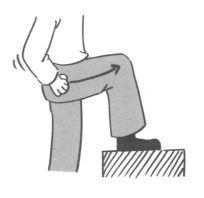

拍打胆经

按用力轻重，拍打可分为3种。

轻拍：拍打时用力较轻，多用于年老体弱者、儿童及初次接受治疗的患者，或用于肌肉较薄（如关节处）和内有重要脏器的地方。

中拍：用中等力量拍打，以拍打时微有痛感为度。适用于一般人和大部分部位。

重拍：要用前臂的力量进行拍打，拍打时有痛感，但应以能忍受为度。多用于体质壮实之人，或肌肉丰厚的臀部等部位。

◎ 按摩穴位

按摩腧穴的方法，常见的有按、摩、推、揉、捏、拍等。不同的手法所起的效果不同，对于不同的问题，也需要采用不同的手法。

按

按法就是用手指或手掌置于体表之上，先轻后重，逐渐用力向下压某个部位或穴位。按法具有开闭通塞、活血止痛等作用。

根据施按部位的不同，一般有指按法、掌按法及肘按法三类。

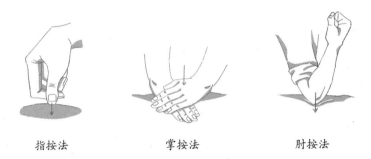

指按法　　　　　　掌按法　　　　　　肘按法

摩

摩法就是用手指或手掌在身体特定部位做逆时针或顺时针的环形摩动，或直线往返摩动。摩法动作轻柔缓和，常用于胸腹部、胁肋部。分为掌摩法和指摩法两种。

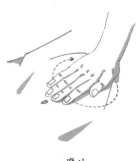

摩法

推

推法是用指、掌部着力于身体体表一定部位进行单方向的直线推动。具有行气活血、疏通经络、舒筋理肌等作用。操作时，要紧贴皮肤，用力要稳，推动速度要缓慢均匀。

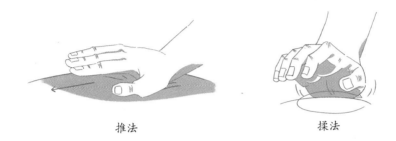

推法　　　　　　　　　　　　揉法

揉

揉法是用拇指螺纹面或手掌根部着力于体表部位做环转揉动。揉法轻柔缓和，刺激量小，临床上常常与按法结合使用。

捏

捏法是用拇指和其他手指对合用力，均匀地捏拿皮肉。捏法常用于项背、腰背，具有舒筋活络、行气活血、调理脾胃等作用。

拍

拍法是以手指略屈，以虚掌拍打体表一定部位。拍法主要用于胸背、腰背部及下肢，具有宣散邪气的作用。

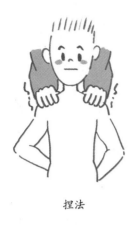

捏法

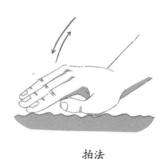

拍法

◎ 按摩的注意事项

- 皮肤有破损或患有皮肤病者不宜按摩。

- 各种急性传染病患者不能按摩，以免疾病扩散传染和延误治疗。

- 有感染性疾病者如骨髓炎、骨结核、化脓性感染、丹毒等，以及结核性关节炎患者，不能进行按摩，以免炎症扩散。

- 内外科危重患者如严重心脏病、肝病、肺病患者，急性十二指肠溃疡、急腹症患者不宜按摩。

- 各种肿瘤患者都不宜按摩，以免肿瘤细胞扩散。

- 有血液病及出血倾向者按摩后易引起出血，不宜按摩。

- 久病、年老体弱及体质虚弱者，应慎用按摩，以免造成昏迷或休克。

- 极度疲劳、醉酒后神志不清、饥饿及饭后半小时以内的人也不宜做按摩。

- 诊断不明的急性脊柱损伤或伴有脊髓病症状者不宜按摩。

- 妇女经期不宜或慎用按摩。

- 孕妇的腰骶部、臀部、腹部不宜按摩。

（ 如何针刺穴位 ）

针刺,指的是用针刺入人体相关穴位,以刺激人体经络,达到调整脏腑气血、治疗疾病的目的。针刺的形式和方法有很多，下面只介绍最常用的毫针刺法。

◎ 刺前准备

选择针具

应根据患者的性别、年龄、肥瘦、体质、病情、病位及所取腧穴，选取长短、粗细适宜的针具。如男性、体壮、形肥且病位较深者，可选取稍粗稍长的针。女性、体弱、形瘦而病位较浅者，则应选用较短、较细的针。

选择体位

常用的有仰靠坐位、俯伏坐位、仰卧位、侧卧位等。初诊、精神紧张或年老、体弱、病重患者，应取卧位，以避免发生晕针等意外事故。

做好消毒

针具可用高压蒸汽消毒或 75% 酒精浸泡 30min 消毒，一穴一针。腧穴部位可用 75% 酒精棉球擦拭消毒。医者手指应先用肥皂水清洗，再用 75% 酒精棉球擦拭。

◎ 针刺的方法

进针法

针刺时，一般用右手持针操作，左手抓切按压所刺部位或辅助针身。

指切进针法

用左手拇指或食指端切按在腧穴位置旁，右手持针，紧靠左手指甲面将针刺入。适用于短针进针。

夹持进针法

用左手拇指、食指持捏消毒干棉球，夹住针身下端，将针尖固定在腧穴表面，右手拇、食、中三指捻动针柄，将针刺入腧穴。适用于长针进针。

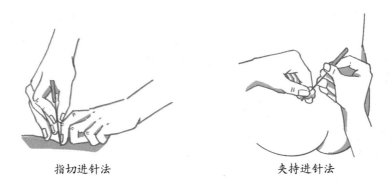

指切进针法   夹持进针法

舒张进针法

用左手拇、食指或食、中指将腧穴部位的皮肤向两侧撑开，使皮肤绷紧，右手拇、食、中三指指腹持针柄，于左手两指间刺入。主要用于皮肤松弛部位的腧穴进针。

提捏进针法

用左手拇、食二指将针刺部位的皮肤捏起，右手持针，从捏起部位的上端将针刺入。主要用于皮肉较薄部位的进针，如印堂穴等。

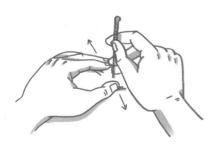

舒张进针法

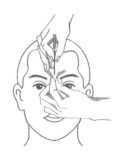

提捏进针法

角度和深度

同一腧穴，由于针刺角度、方向、深度的不同，所产生的针感强弱、方向和疗效常有明显差异。

角度

进针角度指进针时针身与皮肤表面所形成的夹角。它是根据腧穴所在位置和医者针刺时所要达到的目的而定，一般有以下几种。

直刺：针身与皮肤表面呈 90° 垂直刺入。适用于大部分腧穴。

斜刺：针身与皮肤表面呈 45° 左右倾斜刺入。适用于肌肉较浅薄处或内有重要脏器或不宜直刺、深刺的穴位。

平刺：针身与皮肤表面呈 15° 左右沿皮刺入。适用于皮薄肉少的部位，如头部腧穴。

深度

进针深度指针身刺入人体内的深浅程度。一般来说，深刺多用直刺，浅刺多用斜刺或平刺。对天突穴、哑门穴、风府穴等穴位及眼区，以及内有心、肝、

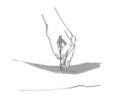

直刺

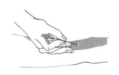

平刺

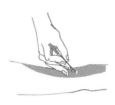

斜刺

肺等重要脏器的部位的腧穴，尤其要注意掌握好针刺角度和深度。

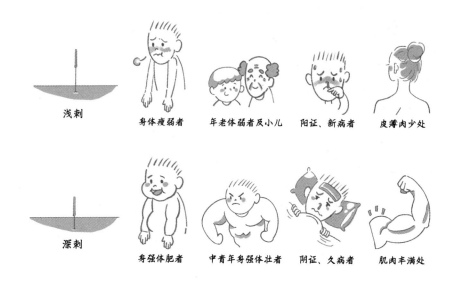

浅刺　身体瘦弱者　年老体弱者及小儿　阳证、新病者　皮薄肉少处

深刺　身强体肥者　中青年身强体壮者　阴证、久病者　肌肉丰满处

针刺深浅的决定因素

行针与得气

行针，就是将针刺入腧穴后，为了使之得气而施行的各种刺针手法。得气是指将针刺入腧穴后所产生的经气感应。得气时，医者会感到针下有徐和或沉紧感，同时患者也会有相应的酸、麻、胀、重感，甚或沿着一定部位向一定方向扩散传导的感觉。一般得气迅速时疗效较好，得气较慢时效果就差，若不得气则可能无效。

行针通常有两种手法：提插法和捻转法，既可单独应用，也可相互配合运用。

留针与出针

留针

留针指进针后，将针置穴内不动，以加强针感和针刺的持续作用。留针与否和留针时间的长短依病情而定。一般病证，只要针下得气，施术完毕后即可出针或酌留 10~20min。但对一些慢性、顽固性、疼痛性、痉挛性病证，可适当增加留针时间，并在留针中间间歇行针，以增强疗效。留针还可起到候气的作用。

出针

出针时，一般以左手拇、食指按住针孔周围皮肤，右手持针轻微捻转并慢慢提至皮下，然后迅速拔出并用干棉球按压针孔防止出血，最后检查针数，防止遗漏。

◎ 针刺的注意事项

- 过于饥饿、疲劳、精神高度紧张者，不宜针刺。体质虚弱者，刺激不宜过强，并尽可能采取卧位。

- 怀孕 3 个月以下者，下腹部禁针。怀孕 3 个月以上者，上下腹部、腰骶部及一些能引起子宫收缩的腧穴如合谷、三阴交、昆仑、至阴等均不宜针刺。月经期间，如月经周期正常者，最好不予针刺。月经周期不正常者，为了调经可以针刺。

- 小儿囟门未闭时，头顶部腧穴不宜针刺。此外，因小儿不能配合，故不宜留针。

- 针刺时避开血管，防止出血；常有自发性出血或损伤后出血不止的患者不宜针刺。

- 皮肤有感染、溃疡、瘢痕或肿瘤的部位不宜针刺。

- 防止刺伤重要脏器。眼区腧穴、背部第 11 胸椎两侧、两胁及肾区腧穴，应注意避免深刺。项部及背部正中线第 1 腰椎以上的腧穴，如进针角度、深度不当，易误伤延髓和脊髓，引起严重后果。针刺这些穴位至一定深度如患者出现触电感向四肢或全身放散，应立即退针。

如何艾灸穴位

艾灸是将艾炷或艾条点燃后在体表的一定部位熏灼，给人体以温热性刺激以防治疾病的一种疗法。其应用范围较广，尤其适宜慢性虚弱性疾病及风寒湿邪所致疾病。

◎ 常用灸法

艾炷灸

将艾绒放在平板上，用手指搓捏成圆锥形，就是艾炷。每燃烧一个艾炷称为一壮。艾炷灸分为直接灸和间接灸两类。

直接灸：将艾炷直接放在皮肤上施灸。当艾炷燃到 2/5 左右，患者感到灼痛时，即更换艾炷再灸。一般灸 3~5 壮，以局部皮肤充血起红晕为度。

间接灸：不将艾炷直接放在皮肤上，而用药物隔开施灸。常用的有隔姜灸、隔附子饼灸、隔盐灸。

隔姜灸：将鲜生姜切成厚度合适的薄片，中间以针刺数孔，置于施灸处，上面再放艾炷灸。

隔附子饼灸：用附子粉末和酒，做成小硬币大的附子饼，中间以针刺数孔，置于施灸处，上面放艾炷灸。

隔盐灸：用食盐填敷于脐部，上置艾炷施灸，至症状改善为止。

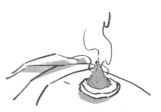

隔姜灸

艾条灸

艾条灸分温和灸、雀啄灸两类。

温和灸：将艾条的一端点燃，对准施灸处，保持一定距离进行熏烤，使患者局部有温热感而无灼痛。一般每处灸 3~5min，至皮肤稍起红晕为度。

雀啄灸：艾条燃着的一端，与施灸处不固定距离，而是像鸟雀啄食一样，上下移动或均匀地向左右方向移动或反复旋转施灸。

温针灸

温针灸是针刺与艾灸结合使用的一种方法，适用于既需要留针又必须施灸的疾病。方法是，先针刺得气后，将毫针留在适当深度，在针柄上穿置一段长 1~2cm 的艾条施灸，使热力通过针身传入体内，达到治疗目的。

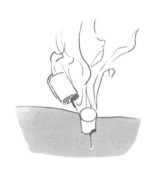

温针灸

◎ 灸法的注意事项

一般先灸上部、痛部，后灸下部、腹部；先灸头身，后灸四肢。但要灵活运用，不可拘泥。

- 施灸时，应注意安全，防止艾绒脱落，烧损皮肤或衣物。
- 凡实证、热证及阴虚发热者，一般不宜用灸法。
- 孕妇的腹部和腰骶部不宜施灸。

◎ 灸后处理

灸后局部皮肤出现微红灼热属正常现象，无需处理，很快即可自行消失。如因施灸时间过长，局部出现小水疱，任其自然吸收即可。如水疱较大，可用消毒毫针刺破放出水液，再涂以龙胆紫，并用纱布包裹。

(如何拔罐)

拔罐法是以罐为工具，利用燃烧、抽气等方法使罐内产生负压，使罐吸附于体表，产生温热刺激并造成瘀血现象的一种疗法。现在人们也常用抽气罐，比较简单，这里只介绍拔火罐的方法。

◎ 操作方法

投火法

将酒精棉球或纸片点燃后，投入罐内，然后速将火罐罩在施术部位。此法适于侧面横拔，否则会因燃物下落而烧伤皮肤。

闪火法

用镊子或止血钳夹住燃烧的酒精棉球，在火罐内壁中段绕一圈后，迅速退出，然后将罐罩在体表。此法较安全，不受体位限制，也是临床比较常用的一种方法。

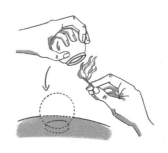

闪火法

拔罐后，一般留罐 10min 左右，待局部皮肤充血、瘀血呈紫红色时即可取罐。取罐时，一手扶罐身，另一手手指按压罐口的皮肤，使空气进入罐内，火罐即可脱落，不可硬拉或拖动火罐。

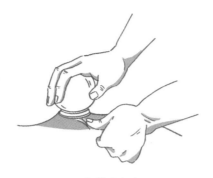

取罐的方法

◎ 适用范围

拔罐法有温经通络、祛湿逐寒、行气活血、消肿止痛等作用，适用于以下几种情况。

①风寒湿痹：如肩背痛、腰腿痛等。

②胃肠疾病：如胃痛、呕吐、腹泻等。

③肺部疾病：如咳嗽、哮喘等。

④急性扭伤有瘀血，疮痈和部分皮肤病如丹毒、神经性皮炎等，可采用刺血拔罐。

◎ 注意事项

①应根据不同部位选择不同口径的火罐。注意选择肌肉丰满、富有弹性、没毛发和骨骼凹凸的部位，以防掉罐。拔罐动作要做到稳、准、快。

②皮肤有溃疡、水肿及大血管的部位不宜拔罐；高热抽搐者不宜拔罐；孕妇的腹部和腰骶部也不宜拔罐。

③常自发性出血和损伤性出血不止的患者，不宜使用拔罐法。

④如出现烫伤，小水疱可不必处理，任其自然吸收；如水疱较大或皮肤有破损，应先用消毒针刺破水疱，放出水液，再涂以龙胆紫，并以纱布包敷，保护创口。

每个人都是独特的
——体质

　　人是神与形的统一体，不同的个体在形体、机能、心理等方面存在差异，这些差异使得每个人对自然、社会环境的适应能力有所不同，在面对致病因素时也表现各异。把握了体质特征，我们就能在预防和治疗疾病方面做到因人而异、事半功倍。

（ 每个人体质都不同 ）

◎ 什么是体质

在我们身边，经常有人会有这样的困惑："为什么我连喝水都胖，别人天天吃肥肉都不长肉？""为什么我总是有气无力，动不动就感冒？"

其实，这些多半是"体质"造成的。世界上没有两个绝对相同的个体，即使是同胞兄弟姊妹之间也存在个体差异。这种差异性就是体质。

体质，指的是人体在先天遗传和后天获得的基础上所形成的功能和形态上相对稳定的固有特性。这些特性可以通过身体形态、生理功能、心理状态等表现出来。

从身体形态上看，有的人高大威猛，有的人短小精悍；有的人爱发胖，有的人怎么吃也不胖；有的人皮肤非常好，有的人怎么保养皮肤都不好。

从生理功能上看，有的人从小身体特别好，很少感冒咳嗽，胃口也很好；而有的人从小就体弱多病，食欲不佳，面黄肌瘦；有的人夏天吃冷饮觉得非常

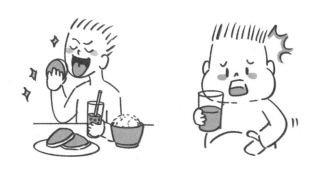

体质不同，带来诸多差异

舒服，有的人吃了马上会肚子痛。

从心理状态上看，有的人心胸宽，有的人心眼小；有的人比较敏感，有的人比较迟钝；有的人外向开朗，有的人内向沉静。

……

以上所有这些不同都表明，人与人之间存在体质差异。这些差异都与先天遗传和后天获得有关系。

◎ 为什么每个人体质都不同

每个人的生长、发育过程都有所不同，所处的自然、社会环境也不同，会造成人体在形态结构、功能代谢，以及对外界刺激的反应等方面的个体差异。这些差异使每个人会有不同的患病倾向，面对某些疾病时也会表现出不同的易感性。

人的体质是由多种因素形成的，并处于不断变化之中。其中比较重要的影响因素有先天禀赋、后天养护、情志因素、性别、年龄等。

先天禀赋

禀赋，是指人在出生以前在母体内所禀受的一切特征。比如，形体的高矮胖瘦和脏腑功能、精神情志等个性特点形成于胎儿时期，取决于个体的遗传背景，遗传因素维持着个体体质特征的相对稳定。可以说，先天禀赋是体质形成和发展的根本原因，是决定一个人体质的基础。

如有的人天生就体质差，容易过敏，容易生病，生活中就要注意进行调养，远离容易诱发疾病的因素和环境；有的人天生性格内向敏感，那

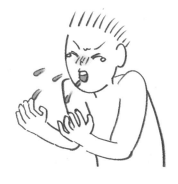

过敏体质的人常打喷嚏

就要尽可能营造令自己舒适的环境。

后天养护

后天的饮食调养、生活习惯等，也会影响个体体质。如饮食习惯的不同，使得不同地域间人的体质出现明显差异。即使同一地域、先天禀赋差不多的人，因为饮食和生活习惯的差异，也会表现出体质差异。比如，原本身体状况差不多的人，有的喜欢吃冷饮，身体逐渐被寒邪入侵，本来平和的状态就会失衡。

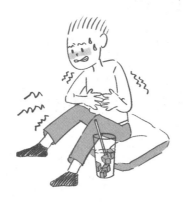

爱吃冷饮，会让体质变寒

情志因素

情志包括喜、怒、忧、思、悲、恐、惊等心理活动。情志活动是以脏腑精气为物质基础的。情绪会通过影响脏腑精气的变化而影响体质。如果长期强烈的情志刺激超过了人体的生理调节能力，可导致脏腑精气不足或紊乱，给体质造成不良影响。比如气郁质就多是由于情志问题导致的，气郁化火，伤阴灼血，又会形成阴虚体质；气滞不畅还可形成血瘀体质；等等。

性别

女性为阴柔之体，脏腑功能较弱，还伴有经、带、胎、产、乳等生理过程，这些功能都与血息息相关，女性以血为本，多用血，因此女性常血不足。男性为阳刚之体，脏腑功能较强，体格多健壮，肌肉壮实，男性以精（气）为本，多用气，因此气常不足。

另外，男女在不同年龄段的生长、发育和形体变化上，也有明显的差异。这些差异也使男女对不同疾病的易感性、发病的倾向性等有所不同。

年龄

随着年龄的变化，人的体质也会发生一些演变，大致可划分为五个阶段。

① 从出生到青春期，体质渐趋成熟、定型，青春期之后基本定型。

② 从青春期到 35 岁左右，女性的体质常会发生较明显的变化，且可能转向病理性体质。男性这一时期的变化则不太显著。

③ 35 岁至更年期以前的男女处于壮年阶段，体质变化大多较为平缓。

④ 50 岁左右的女性和 55 ~ 60 岁的男性进入了更年期，由于天癸渐竭，精血衰减，体质也会发生显著变化。

⑤ 更年期以后的老年阶段，男女体质日渐虚化，常以虚为主，还常兼夹痰瘀。

◎ 体质有多少种

中医学将体质分为多种，目前使用最广泛的是北京中医药大学王琦教授的分类方法。他经过综合分析，将不同类型之人分为平和质、气虚质、阳虚质、阴虚质、痰湿质、湿热质、血瘀质、气郁质、特禀质九种体质。其中平和质的人相对健康，不易患病，其他八种体质均为体内气血阴阳失衡的表现，易患不同类型的疾病，统称为偏颇质。

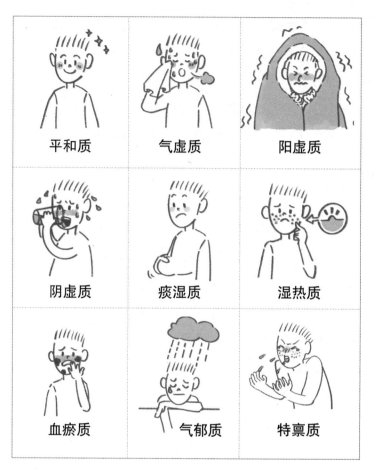

平和质　气虚质　阳虚质

阴虚质　痰湿质　湿热质

血瘀质　气郁质　特禀质

九种体质

◎ 分清体质才能有针对性地调养

　　既然体质有阴阳气血津液方面的偏颇，那么从体质偏差，进展到亚健康，再发展为疾病，多数情况下就是这种偏颇程度的增加。而调整体质，就是控制疾病发生的最上游环节，也是治未病最容易做到的。未病先防的本质，就是调理体质，使体质无偏或少偏，从而防止身体向疾病的方向演进。

　　但是这种调整，一定是要个性化的，针对具体的体质进行。比如都知道红枣补养气血，但如果是痰湿体质，吃了只会加重痰湿。只有针对自己体质进行的调养，才是对身体健康的未雨绸缪。

(八种偏颇体质的特点 及调理方法)

偏颇体质虽不属于疾病的范畴，但长期的偏颇势必更容易引发某些疾病，因此，对于不同的偏颇体质，需要采用相应的调养方法，以帮助身体逐渐回归平和状态，保持健康。

◎ 怕冷的阳虚质

阳虚质的特征

人体对冷暖具有适应性，除非气温骤变。但有一部分人平时总怕风怕冷，容易手脚发凉，即使在夏天也总感觉发冷，一到了秋冬季节，骨缝处都觉得冷，喜欢喝热水。这种情况多提示阳虚。

阳虚质的特征

形体特征	肌肉松软不紧实，面色晦暗，缺乏光泽，多有黑眼圈
常见表现	畏冷，手足不温，喜热饮食，精神不振，尿频，便溏，舌淡胖嫩，脉沉迟
心理特征	性格多沉静、内向
发病倾向	痰饮、肿胀、泄泻
对外界适应能力	耐夏不耐冬，易感风、寒、湿邪

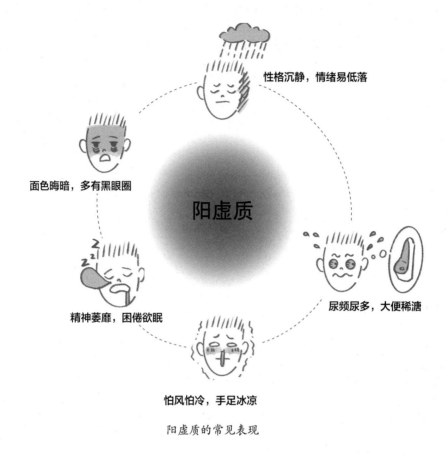

性格沉静，情绪易低落

面色晦暗，多有黑眼圈

阳虚质

尿频尿多，大便稀溏

精神萎靡，困倦欲眠

怕风怕冷，手足冰凉

阳虚质的常见表现

阳虚质是怎么形成的

1. 先天因素，如孕育时父母体弱，或年长受孕，或早产等。

2. 阳虚质的形成与年龄也有关系。随着年龄的增长，人体阳气逐渐亏损，男人和女人分别于 40 岁左右及 35 岁左右肾气、阳气开始衰减。这是正常情况下的阳气衰减，如果养生不当，任何年龄都可能出现阳气亏虚的症状，若不加以调理，就容易形成阳虚质。

3. 中医理论认为"女子阴盛阳微""男子阳多阴少"，由于男女的生理特点不同，女性更容易形成阳虚质。

阳虚质怎么调

阳虚质调理的总原则是补肾温阳、益火之源。

阳虚质的调理

饮食调养	● 以温性食物为主，避免生冷寒凉之物 ● 适当增食羊肉、带鱼、鳝鱼、虾等肉类 ● 多吃核桃、栗子、腰果、松子、荔枝、龙眼、生姜、韭菜、茴香等甘温补阳之品
中药调养	● 补阳类中药：仙茅、淫羊藿、杜仲、鹿茸、巴戟天、制附子、生姜、肉苁蓉、补骨脂、肉桂、菟丝子 ● 方剂：附子理中丸、桂枝人参汤、右归丸、济生肾气丸
起居调养	● 避免潮湿阴冷环境，起居做好保暖 ● 适当泡脚，避免熬夜，多晒太阳
运动调养	● 运动要避风寒，以阳光充足的上午为最好时机 ● 可选择慢跑、散步、太极拳、八段锦、站桩等运动方式 ● 经常进行腹式呼吸，有助于气沉丹田、定心安神
按　摩	气海穴　　　　　　　命门穴 前正中线上，脐中下1.5寸（2横指）　　　第2腰椎棘突下凹陷中，后正中线上

◎ 爱上火的阴虚质

阴虚质的特征

阴虚质的人最大的特征是容易上火，口燥咽干，手足心热。

阴虚质的特征

形体特征	形体偏瘦
常见表现	手足心热，口咽干燥，鼻微干，喜冷饮，大便干燥，舌红少津，脉细数
心理特征	性情急躁，外向好动，活泼
发病倾向	虚劳、失精、失眠
对外界适应能力	耐冬不耐夏，不耐受暑、热、燥邪

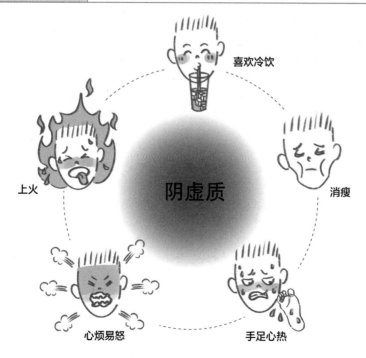

阴虚质的常见表现

阴虚质是怎么形成的

1. 先天禀赋。孕育时父母体弱，或年长受孕，或早产等。

2. 后天失养，纵欲耗精，积劳阴亏，或曾患出血性疾病。

3. 阴虚质也以女性较为常见。分娩或流产都容易造成阴血不足，更年期也容易阴虚。女性更容易情绪烦躁或焦虑，肝气郁结，日久化火伤阴而形成阴虚。

阴虚质怎么调

阴虚质调理的总原则是滋补肾阴、壮水制火。

阴虚质的调理

饮食调养	● 日常多补充水分 ● 适当食用冬瓜、莲藕、银耳、燕窝、百合、山药、荸荠、梨、甘蔗以及鸭肉、海参、猪瘦肉等有滋阴作用的食物 ● 避免食用辣椒、韭菜、羊肉、茴香、葱、蒜、酒、咖啡、浓茶、荔枝、龙眼、樱桃、杏、大枣、核桃、栗子等温燥类食物
中药调养	● 养阴类中药：麦冬、百合、玉竹、沙参、生地黄、黄精、石斛、女贞子、枸杞子 ● 方剂：六味地黄丸、知柏地黄丸、大补阴丸
起居调养	● 保证充足的睡眠时间，以养阴气 ● 节制房事
运动调养	● 运动勿太过，宜做中小强度、间断性运动项目，控制出汗量，及时补充水分，如八段锦、太极拳、太极剑
按　摩	太溪穴 在足内侧，内踝尖与跟腱之间的凹陷处	三阴交穴 当足内踝尖上3寸（4横指），胫骨内侧缘后方

◎ 总感觉无力的气虚质

气虚质的特征

气虚质者最典型的表现是气短懒言，体倦乏力，语声低微，自汗。

气虚质的特征

形体特征	肌肉松软不实
常见表现	语音低微，气短懒言，容易疲乏，精神不振，动则气短汗出，舌淡红，舌边有齿痕，脉弱
心理特征	性格内向，不喜冒险
发病倾向	感冒、内脏下垂，病后康复缓慢
对外界适应能力	不耐受风、寒、暑、湿邪

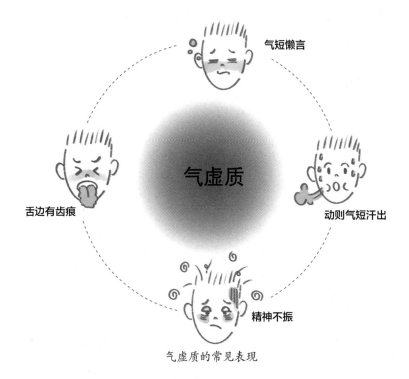

气虚质的常见表现

气虚质是怎么形成的

1.先天禀赋不足：孕育时父母体弱、早产等。

2.后天失养：人工喂养不当、偏食、厌食、病后气亏、年老体弱等。

气虚质怎么调

气虚质调养的总原则是培补元气、补气健脾。

气虚质的调理

饮食调养	● 可选用具有健脾益气作用且易消化的食物，如大米、白扁豆、莲子、山药、南瓜、大枣、胡萝卜、香菇、牛肉、鸡肉、鸡蛋等 ● 避免食用过于黏腻或难以消化的食物，以免造成气滞
中药调养	● 补气类中药：人参、党参、西洋参、白术、甘草、黄芪、大枣 ● 方剂：四君子汤、补中益气汤等
起居调养	● 劳逸结合，勿过劳 ● 避免汗出受风，节制房事。室内外温差不宜过大
运动调养	● 选择低强度的运动，适当增加锻炼次数，但减少每次锻炼的总负荷量 ● 可选择柔和的传统健身项目，如八段锦、太极拳等
按 摩	 气海穴　　　　　　关元穴 前正中线上，脐中 下1.5寸（2横指）　　　前正中线上，脐中 下3寸（4横指）

◎ 多肥胖的痰湿质

痰湿质者的明显特点是形体肥胖，腹部肥满而松软，四肢浮肿、按之凹陷。

痰湿质的特征

形体特征	形体肥胖，腹部肥满松软
常见表现	面部皮肤油脂较多，多汗且黏，四肢易浮肿，胸闷气短，容易困倦但睡眠质量差，痰多，口黏腻或甜，喜食肥甘甜黏之物，不喜饮水，苔腻，脉滑
心理特征	性格偏温和、稳重，多善于忍耐
发病倾向	消渴、中风、胸痹
对外界适应能力	对梅雨季节及湿重环境适应能力差

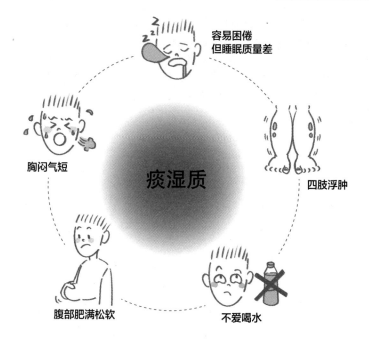

容易困倦
但睡眠质量差

胸闷气短

痰湿质

四肢浮肿

腹部肥满松软

不爱喝水

痰湿质的常见表现

痰湿质是怎么形成的

1.先天遗传。

2.后天过食肥甘食物，易使体内水湿潴留。饮食不节、熬夜、酗酒，更会损伤脾胃，使人体湿浊内生。缺乏运动，代谢变慢，体内痰湿就更容易堆积。

痰湿质怎么调

痰湿质调理的总原则是健脾祛湿、化痰泄浊。

痰湿质的调理

饮食调养	● 饮食应清淡，多食具有健脾利湿、化痰祛痰的食物，如白萝卜、荠菜、白扁豆、赤小豆、冬瓜、山药、薏苡仁、鲤鱼、鲫鱼、鲈鱼、海带、海蜇等 ● 避免肥、甘、油、黏（腻）类食物，吃饭不宜过饱、过快
中药调养	● 健脾祛湿化痰类中药：薏苡仁、山药、茯苓、陈皮、白术、豆蔻、苍术 ● 方剂：六君子汤、参苓白术散
起居调养	● 不宜居住在潮湿的环境里，避免淋雨、蹚水，以免湿邪侵袭 ● 嗜睡者应逐渐减少睡眠时间，多进行户外活动，多晒晒太阳 ● 衣着应透气散湿，面料以棉、麻、丝等天然纤维为主，以利于汗液蒸发，排出体内湿气
运动调养	● 注意长期锻炼，可以选择散步、慢跑、球类 ● 活动量逐渐增强，可使松弛无力的肌肉慢慢变得致密
按　摩	 丰隆穴　　　　　　足三里穴 在小腿外侧，外踝尖上8寸，距胫骨前缘2横指　　　小腿外侧，犊鼻穴下3寸（约4横指），胫骨前嵴外1横指处

◎ 大便黏腻的湿热质

湿热质的人明显的特点是肢体沉重、大便黏腻、面垢油光。

湿热质的特征

形体特征	形体中等或偏瘦
常见表现	面垢油光，易生痤疮，口苦口干，身重困倦，大便黏腻不畅，小便短黄，男性易阴囊潮湿，女性易带下增多，舌红，苔黄腻，脉滑数
心理特征	容易心烦急躁
发病倾向	疮疖、黄疸、热淋
对外界适应能力	对夏末秋初湿热气候、湿重或气温偏高环境较难适应

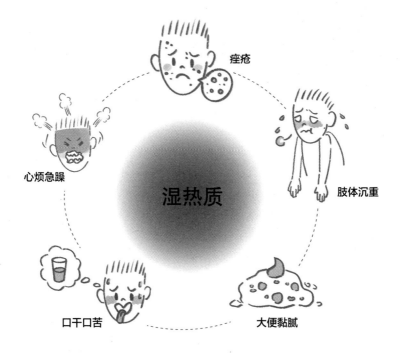

湿热质的常见表现

湿热质是怎么形成的

1. 先天禀赋。

2. 久居湿地，水湿入侵人体。

3. 喜食油腻、甜食，脾不能正常运化，造成水湿内停。

4. 嗜烟酒、常熬夜，以及滋补过度等，致湿热内蕴或加重湿热。

湿热质怎么调

湿热质调养的总原则是分消湿浊、清泻伏火。

湿热质的调理

饮食调养	● 适当多吃一些甘寒或苦寒、具有清热祛湿作用的食物，如绿豆、冬瓜、丝瓜、薏苡仁、莲子、茯苓、西瓜、苦瓜、黄瓜、马齿苋、芹菜、莲藕、荸荠、泥鳅、田螺、鸭肉等，可常饮用绿茶、花茶 ● 少食肥厚油腻、辛温助热的食物，如羊肉、动物内脏、韭菜、生姜、辣椒等 ● 戒烟酒
中药调养	● 清热祛湿类中药：藿香、苍术、厚朴、砂仁、茯苓、薏苡仁、泽泻、冬瓜皮、玉米须、车前子、通草、茵陈、金钱草 ● 方剂：甘露消毒丹、二妙散、三仁汤
起居调养	● 避免熬夜，因熬夜伤肝胆，影响肝胆之气的升发，容易生湿热 ● 居室宜干燥、通风良好，避免湿热 ● 衣着宽松，选择透气性好的棉、麻、丝质服装
运动调养	● 宜做强度较大的运动，如长跑、游泳、各种球类、武术等 ● 秋季可选择爬山登高
按　摩	 解溪穴　　　　　合谷穴 足背踝关节横纹中央凹陷处　　　手背部第1、第2掌骨间，当第2掌骨桡侧的中点处

◎ 肤色晦暗的血瘀质

血瘀质的特征

血瘀质者的明显特征是肤色晦暗，皮肤常有紫斑、瘀块，舌质紫暗。

血瘀质的特征

形体特征	胖瘦均匀
常见表现	肤色晦暗，色素沉着，容易出现瘀斑，头晕乏力，失眠，口唇暗淡，舌暗或有瘀点，舌下络脉紫暗或增粗，脉涩，女性易月经不调
心理特征	易烦，健忘
发病倾向	癥瘕、痛证、血证
对外界适应能力	不耐受寒邪

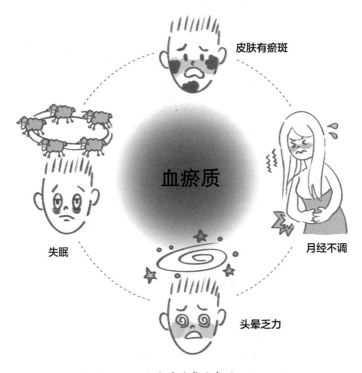

血瘀质的常见表现

血瘀质是怎么形成的

1. 先天禀赋。

2. 情绪不畅，肝失疏泄，气机瘀滞，以致血瘀。恼怒过度，肝郁化火，血热互结，而致瘀滞。思虑过度伤脾，统摄失司，血逸脉外不能消散而成血瘀。

3. 久病入络，血脉瘀阻，血行不畅而瘀滞。

血瘀质怎么调

血瘀质调养的总原则是活血化瘀、疏通经络。

血瘀质的调理

饮食调养	● 多吃一些具有调畅气血作用的食物，如玫瑰花、醋、生山楂、桃仁、黑豆、油菜、丝瓜、黑木耳、柠檬、金橘、番木瓜、月季花、合欢花、红糖等。可以常用生山楂、红花泡水当茶饮 ● 少食收涩、寒凉、冰冻之物，如乌梅、柿子、石榴、苦瓜等，以及高脂肪、高胆固醇的食物，如蛋黄、虾、猪头肉、奶酪等
中药调养	● 活血化瘀类中药：三七、丹参、红花、桃仁、当归、益母草、川芎、牛膝、赤芍、牡丹皮、生山楂、玫瑰花 ● 方剂：桃红四物汤、少腹逐瘀汤、桂枝茯苓丸、丹参饮、血府逐瘀汤
起居调养	● 注意根据气候变化增减衣被，避免寒冷刺激 ● 衣着宽松，保持大便通畅 ● 避免久坐，多在阳光下进行室外活动
运动调养	● 以小负荷、多次数的运动为宜，如健身操、八段锦、太极拳等
按 摩	血海穴 血海穴 45° **定位**：屈膝，在大腿内侧，髌底内侧端上2寸，当股四头肌内侧头隆起处。 **快速取穴**：一侧手掌心对准另一侧膝盖骨上缘，第2~5指向上伸直，拇指与其余四指呈45°，拇指尖下即是本穴。 膈俞穴 膈俞穴 膈俞穴 在第7胸椎棘突下，旁开1.5寸（2横指）

◎ 多愁善感的气郁质

气郁质的特征

气郁质者的明显特征是神情抑郁、忧虑脆弱。

气郁质的特征

形体特征	形体瘦者为多
常见表现	神情抑郁，情感脆弱，烦闷不乐，爱叹气，多愁善感，面色萎黄，舌淡红，苔薄白，脉弦
心理特征	性格内向，情绪不稳定，敏感多虑
发病倾向	脏躁、梅核气、郁证、百合病
对外界适应能力	对精神刺激适应能力较差，不适应阴雨天气

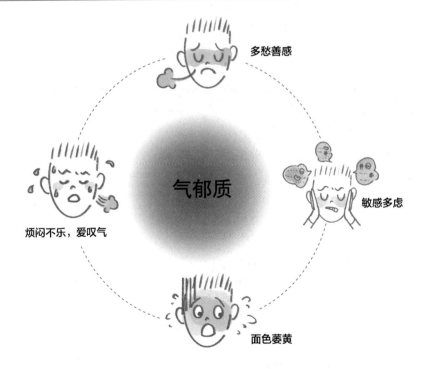

气郁质的常见表现

气郁质是怎么形成的

1.先天遗传。

2.精神刺激、暴受惊恐、所欲不得、忧郁思虑等。

气郁质怎么调

气郁质调理的总原则是疏肝行气、开郁散结。

气郁质的调理

饮食调养	● 多吃一些具有行气解郁作用的食物，如洋葱、萝卜、香菜、芹菜、佛手、薄荷、柚子、橘子、开心果、紫苏等。可常饮玫瑰花茶 ● 少食收敛酸涩食物，如乌梅、青梅、杨梅、草莓、酸枣、李子、柠檬、南瓜、泡菜等
中药调养	● 行气解郁类中药：柴胡、陈皮、川芎、枳壳、白芍、甘草、当归、薄荷、香附等 ● 方剂：越鞠丸、甘麦大枣汤、柴胡疏肝散、逍遥丸等
起居调养	● 主动寻求快乐，常看喜剧及有激励意义的影视剧，避免看悲剧 ● 多读积极向上的书籍，培养积极豁达的心态 ● 尽量避免情绪激动，防止气郁加重 ● 有意识地参与团队活动，避免室内独处 ● 居住环境宜温暖，居室和衣着宜选用暖色系
运动调养	● 每天坚持适量运动，可选择慢跑、散步、打太极拳、瑜伽等
按　摩	太冲穴 足背，第1、2跖骨结合部前方凹陷中	期门穴 位于胸部，当乳头直下（乳头为第4肋间隙），第6肋间隙凹陷处

◎ 总爱过敏的特禀质

特禀质的特征

特禀质是指由于先天因素所造成的特殊状态的体质，典型特征是容易过敏，出现打喷嚏、流清涕等症状。

特禀质的特征

形体特征	一般无特殊
常见表现	哮喘，风团，咽痒，鼻塞，打喷嚏，眼睛红肿，皮肤过敏
心理特征	容易伴随焦虑紧张
发病倾向	哮喘、荨麻疹、花粉症及药物过敏
对外界适应能力	适应能力差，特别是对易致敏季节适应能力差，易引发宿疾

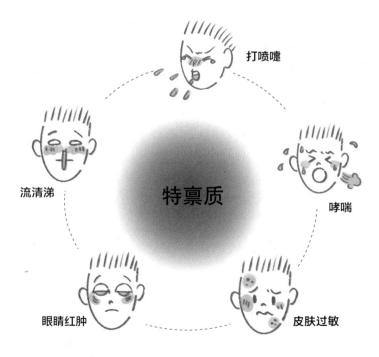

特禀质的常见表现

特禀质是怎么形成的

1. 先天禀赋不耐、遗传。
2. 环境、药物因素等。

特禀质怎么调

特禀质的调养应以纠正过敏体质为要。

特禀质的调理

饮食调养	● 饮食宜清淡，忌生冷、辛辣、肥甘油腻食物及酒类。鱼、虾、蟹、蛋、奶等食物容易引发过敏，要尽量避免 ● 多食能抗过敏的食物，如燕麦、山药、乌梅、马齿苋、黄芪、灵芝等。可常食灵芝黄芪炖猪瘦肉
中药调养	● 中药：乌梅、蝉蜕、防风等
起居调养	● 保持室内清洁，被褥、床单要经常洗晒，可防止尘螨引发过敏 ● 在更换新环境时应格外注意饮食起居，做好应对准备 ● 春季要特别注意花粉过敏 ● 多与人交往，开阔心胸，保持乐观向上的生活状态
运动调养	● 可练习"六字诀"中的"吹"字诀 ● 可选择散步、慢跑、瑜伽等运动，运动时注意避风寒
按　摩	神阙穴　　　　　　　　　足三里穴 脐中　　　　小腿外侧，犊鼻穴下3寸（约4横指），胫骨前嵴外1横指处

(体质不是一成不变的)

◎ 体质也会发生变化

我们说某人属于某种体质，并不是说他一直都会是这种体质，一成不变，只是他在这段时期呈现出这种体质。

体质形成于先天，定型于后天。先天因素无法改变，但导致偏颇体质更多的是后天因素，如地域、气候、饮食、作息、运动等，这些因素对身体所产生的影响，会让体质在相对稳定中又趋于不断变化。

如有人在青年阶段经常五心烦热，常年怕热，甚至冬天也很少盖厚被子，后来身体逐渐变胖，就不再怕热，反倒怕冷，甚至三伏天都得穿长袖。这就是体质明显发生了变化，从年轻时的阴虚质，到中年变成了阳虚质。

再比如大病、久病之后，常表现为气虚。慢性肝病也会使人由早中期的血瘀质类型转变为后期的阴虚质类型。

◎ 体质和病证不同

体质与病证是不同的，体质反映的是一种非疾病状态下的个体特异性。

某些慢性病，可以是某种体质的多发病，但某个阶段的病并不等于对应的体质。

比如阳虚质的人容易怕冷，但不能说某段时间怕冷，就判定为阳虚质。阳虚质的人是长期怕冷，而且在非疾病状态下也比别人更怕冷。

所以我们判断体质的时候，一定要注意不能被当下身体的症状和体征欺骗，而要参考非疾病状态下的表现，包括体形、身体机能和性格等。

附：体质自测量表

以下是由中华中医药学会于 2009 年发布的《中医体质分类与判定表》。请就近一年的体验和感觉，回答表中问题并打分。

平和质

问题	没有 （根本不）	很少 （有一点）	有时 （有些）	经常 （相当）	总是 （非常）
（1）您精力充沛吗？	1	2	3	4	5
（2）您容易疲乏吗？ *	1	2	3	4	5
（3）您说话声音无力吗？ *	1	2	3	4	5
（4）您感到闷闷不乐吗？ *	1	2	3	4	5
（5）您比一般人耐受不了寒冷（冬天的寒冷，夏天的冷空调、电扇）吗？ *	1	2	3	4	5
（6）您能适应外界自然和社会环境的变化吗？	1	2	3	4	5
（7）您容易失眠吗？ *	1	2	3	4	5
（8）您容易忘事（健忘）吗？ *	1	2	3	4	5
判断结果： □是　　□基本是　　□否					

气虚质

问题	没有 （根本不）	很少 （有一点）	有时 （有些）	经常 （相当）	总是 （非常）
（1）您容易疲乏吗？	1	2	3	4	5
（2）您容易气短(呼吸短促,接不上气)吗？	1	2	3	4	5
（3）您容易心慌吗？	1	2	3	4	5
（4）您容易头晕或站起时晕眩吗？	1	2	3	4	5
（5）您比别人容易患感冒吗？	1	2	3	4	5
（6）您喜欢安静、懒得说话吗？	1	2	3	4	5
（7）您说话声音无力吗？	1	2	3	4	5
（8）您活动量稍大就容易出虚汗吗？	1	2	3	4	5
判断结果： □是　　□倾向是　　□否					

阳虚质

问题	没有 （根本不）	很少 （有一点）	有时 （有些）	经常 （相当）	总是 （非常）
（1）您手脚发凉吗？	1	2	3	4	5
（2）您胃脘部、背部或腰膝部怕冷吗？	1	2	3	4	5
（3）您感到怕冷、衣服比别人穿得多吗？	1	2	3	4	5
（4）您比一般人耐受不了寒冷（冬天的寒冷，夏天的冷空调、电扇等）吗？	1	2	3	4	5
（5）您比别人容易患感冒吗？	1	2	3	4	5
（6）您吃（喝）凉的东西会感到不舒服或者怕吃（喝）凉东西吗？	1	2	3	4	5
（7）你受凉或吃（喝）凉的东西后，容易腹泻（拉肚子）吗？	1	2	3	4	5

判断结果：　□是　　　□倾向是　　　□否

阴虚质

问题	没有 （根本不）	很少 （有一点）	有时 （有些）	经常 （相当）	总是 （非常）
（1）您感到手脚心发热吗？	1	2	3	4	5
（2）您感觉身体、脸上发热吗？	1	2	3	4	5
（3）您皮肤或口唇干吗？	1	2	3	4	5
（4）您口唇的颜色比一般人红吗？	1	2	3	4	5
（5）您容易便秘或大便干燥吗？	1	2	3	4	5
（6）您面部两颧潮红或偏红吗？	1	2	3	4	5
（7）您感到眼睛干涩吗？	1	2	3	4	5
（8）您感到口干舌燥、总想喝水吗？	1	2	3	4	5

判断结果：　□是　　　□倾向是　　　□否

痰湿质

问题	没有 （根本不）	很少 （有一点）	有时 （有些）	经常 （相当）	总是 （非常）
（1）您感到胸闷或腹部胀满吗？	1	2	3	4	5
（2）您感到身体沉重不轻松或不爽快吗？	1	2	3	4	5
（3）您腹部肥满松软吗？	1	2	3	4	5
（4）您有额部油脂分泌多的现象吗？	1	2	3	4	5
（5）您上眼睑比别人肿（上眼睑有轻微隆起的现象）吗？	1	2	3	4	5
（6）您嘴里有黏黏的感觉吗？	1	2	3	4	5
（7）您平时痰多，特别是咽喉部总感到有痰堵着吗？	1	2	3	4	5
（8）您舌苔厚腻或有舌苔厚厚的感觉吗？	1	2	3	4	5
判断结果：　□是　　　□倾向是　　　□否					

湿热质

问题	没有 （根本不）	很少 （有一点）	有时 （有些）	经常 （相当）	总是 （非常）
（1）您面部或鼻部有油腻感或者油亮发光吗？	1	2	3	4	5
（2）你容易生痤疮或疮疖吗？	1	2	3	4	5
（3）您感到口苦或嘴里有异味吗？	1	2	3	4	5
（4）您大便黏滞不爽、有解不尽的感觉吗？	1	2	3	4	5
（5）您小便时尿道有发热感、尿色浓（深）吗？	1	2	3	4	5
（6）您带下色黄（白带颜色发黄）吗？（限女性）	1	2	3	4	5
（7）您的阴囊部位潮湿吗？（限男性）	1	2	3	4	5
判断结果：　□是　　　□倾向是　　　□否					

血瘀质

问题	没有 （根本不）	很少 （有一点）	有时 （有些）	经常 （相当）	总是 （非常）
（1）您的皮肤在不知不觉中出现青紫瘀斑吗？	1	2	3	4	5
（2）您两颧部有细微红丝吗？	1	2	3	4	5
（3）您身体上有哪里疼痛吗？	1	2	3	4	5
（4）您面色晦暗或容易出现褐斑吗？	1	2	3	4	5
（5）您容易有黑眼圈吗？	1	2	3	4	5
（6）您容易忘事（健忘）吗？	1	2	3	4	5
（7）您口唇颜色偏暗吗？	1	2	3	4	5

判断结果：　□是　　　□倾向是　　　□否

气郁质

问题	没有 （根本不）	很少 （有一点）	有时 （有些）	经常 （相当）	总是 （非常）
（1）您感到闷闷不乐吗？	1	2	3	4	5
（2）您容易精神紧张、焦虑不安吗？	1	2	3	4	5
（3）您多愁善感、感情脆弱吗？	1	2	3	4	5
（4）您容易感到害怕或受到惊吓吗？	1	2	3	4	5
（5）您胁肋部或乳房腹痛吗？	1	2	3	4	5
（6）您无缘无故叹气吗？	1	2	3	4	5
（7）您咽喉部有异物感，且吐之不出、咽之不下吗？	1	2	3	4	5

判断结果：　□是　　　□倾向是　　　□否

特禀质

问题	没有 （根本不）	很少 （有一点）	有时 （有些）	经常 （相当）	总是 （非常）
（1）您没有感冒时也会打喷嚏吗?	1	2	3	4	5
（2）您没有感冒时也会鼻塞、流鼻涕吗?	1	2	3	4	5
（3）您有因季节变化、温度变化或异味等原因而咳喘的现象吗?	1	2	3	4	5
（4）您容易过敏（对药物、食物、气味、花粉或在季节交替、气候变化时）吗?	1	2	3	4	5
（5）您的皮肤容易起荨麻疹（风团、风疹块、风疙瘩）吗?	1	2	3	4	5
（6）您的皮肤因过敏出现过紫癜（紫红色瘀点、瘀斑）吗?	1	2	3	4	5
（7）您的皮肤一抓就红，并出现抓痕吗?	1	2	3	4	5
判断结果：　□是　　　□倾向是　　　□否					

上述自测判定标准见下表。

九种体质判定标准表

体质类型	条件	判定标准
平和质	转化分 ≥ 60 分 其他八种体质转化分均 < 30 分	是
	转化分 ≥ 60 分 其他八种体质转化分均 < 40 分	基本是
	不满足上述条件者	否
偏颇质	转化分 ≥ 40 分	是
	转化分 30~39 分	倾向是
	转化分 < 30 分	否

【说明】

标有 * 的条目需要先逆向计分，即：1→5，2→4，3→3，4→2，5→1，再用公式计算转化分。

$$原始分 = 各个条目的分值相加$$

$$转化分数 = [（原始分 - 条目数）/（条目数 × 4）] × 100$$

【判定标准示例】

示例1 某人各体质类型转化分如下：

> 平和质 75 分　气虚质 56 分　阳虚质 27 分　阴虚质 25 分
> 痰湿质 12 分　湿热质 15 分　血瘀质 20 分　气郁质 18 分
> 特禀质 10 分

根据判定标准，虽然平和质转化分 ≥ 60 分，但其他 8 种体质转化分并未全部 < 40 分，其中气虚质转化分 ≥ 40 分，故此人不能判定为平和质，应判定为气虚质。

示例2 某人各体质类型转化分如下：

> 平和质 75 分　气虚质 16 分　阳虚质 27 分　阴虚质 25 分
> 痰湿质 32 分　湿热质 25 分　血瘀质 10 分　气郁质 18 分
> 特禀质 10 分

根据判定标准，平和质转化分 ≥ 60 分，同时，痰湿质转化分在 30~39 分之间，可判定为痰湿质倾向，故此人最终体质判定结果基本是平和质，有痰湿质倾向。

疾病怎么防、怎么治

中医特别强调"防重于治，防治结合"，而中医的藏象理论以及整体观等，也能帮助我们在疾病发生以前，通过身体外部一些隐微的变化，了解内部脏腑的健康状况，从而及早进行相应调整，避免疾病发生或将疾病扼杀在初起阶段。

疾病是怎么产生的

疾病发生的原因有很多，主要有外感、内伤、病理产物等。

◎ 外来入侵者——六淫致病

疾病的发生与外在环境关系密切，人作为自然界的一部分，自然界的气候变化会对身体造成影响。比如天气骤然变冷，容易引发风寒感冒；夏天湿度过大，有些人耐受较差，会浑身乏力、恶心想吐。

自然界存在风、暑、热、寒、燥、湿等气候变化，称为六气。正常情况下，身体可以与之适应。如果六气异于寻常，机体不能与之相适应，就会导致疾病的发生，"六气"便成了重要的致病因素，成为"六淫"。

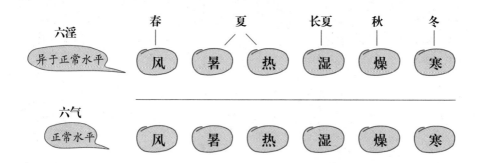

风邪致病

风邪在外来致病因素中排第一位，属阳邪。尤其是在春季，因为春季人体阳气升发，肌肤腠理疏松开放，容易被外来风邪所侵，引发外感疾病。

风邪致病的特点

典型症状	原理
汗出恶风	风邪会导致肌表腠理疏泄开张
头痛头晕、头项强痛、口眼歪斜	风邪易侵犯阳位，而头部为诸阳之会
风疹、荨麻疹之发无定处；风痹之四肢关节游走性疼痛；中风、癫痫之猝然昏倒、不省人事	风邪变化无常，无定处，善窜走
眩晕、震颤、四肢抽搐等	风性主动，即风邪致病具有动摇不定的特征

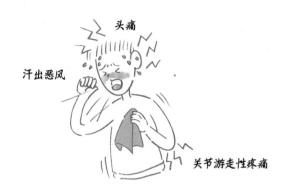

风邪致病的表现

暑邪致病

暑邪属阳邪，是夏季最为常见的一种致病邪气，多出现在夏至之后、立秋以前。

暑邪致病的特点

典型症状	原理
烦闷、头昏、目眩、高热、面赤、多汗口渴	暑邪炎热升发，易伤津耗气扰神，或侵犯头目
困倦、乏力、胸闷呕恶、大便溏泄	暑邪会夹杂着湿气一起进入体内
甚或突然昏仆	暑热夹湿蒙蔽清窍，内陷心包

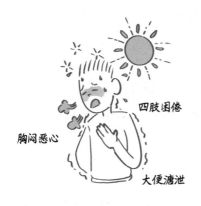

暑邪致病的表现

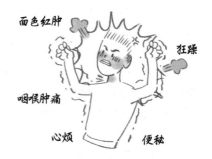

热邪致病的表现

热邪致病

热邪也称火邪，属阳邪，易耗气伤津。火性炎上，容易侵袭人体上部。

热邪致病的特点

典型症状	原理
心烦失眠、狂躁妄动、神昏谵语	火邪易扰心神
舌尖红赤疼痛，口舌糜烂、生疮，头痛如裂，目赤肿痛，齿龈肿痛、牙龈出血	火性炎上，容易侵袭人体上部
发热、脉数	火性燔灼，阳气过盛
高热、神昏谵语、四肢抽搐、颈项强直；各种出血病证	生风动血
口渴喜饮、咽干舌燥、小便短赤、大便秘结	伤津耗气

● 热邪和暑邪的区别

热邪和暑邪同属阳邪，有炎上的特性，但热邪炎上更为明显，暑邪多夹湿。两者都会扰心神，热邪扰心使人不易入睡，暑邪扰心易使人困倦。

燥邪致病

秋季天气收敛，气候干燥。如果燥气太过，则会伤人致病，即为燥邪。

燥邪致病的特点

典型症状	原理
干咳少痰，或痰黏难咳，或痰中带血	燥邪首先伤肺，影响肺气宣降
口鼻、皮肤干燥，小便短少，大便干结	燥性干涩，侵犯人体后最易损伤津液，出现各种干燥、涩滞的症状

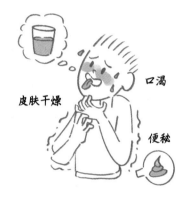

燥邪致病的表现

● 温燥与凉燥的区别

初秋时节，夏末余热尚在，热与燥结合，侵犯人体，就发为温燥；深秋近冬之时，寒与燥相合，侵犯人体，则发为凉燥。温燥少汗，凉燥无汗；温燥恶寒轻，凉燥恶寒重；温燥口渴甚，凉燥不甚渴。

湿邪致病

长夏（农历六月）阳热尚盛，雨水多，热蒸水腾，湿气最盛，若湿气侵入人体致病，则为湿邪。湿邪具有重浊、黏滞、趋下的特性。

湿邪致病的特点

典型症状	原理
吃饭不香、不想吃饭、腹胀、便溏不爽、小便短涩	湿为阴邪，易阻遏气机，损伤阳气，易导致脾阳不振，脾运化失调，从而使水湿内生、停聚
头身困重、四肢酸楚沉重	湿性重浊
大便黏腻不爽、小便涩滞不畅、舌苔黏腻；病程较长，反复发作或缠绵难愈	湿性黏滞
下肢水肿、带下、小便混浊、泄泻、下痢等	湿性趋下，因此多易伤及人体下部

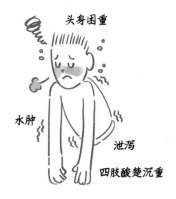

湿邪致病的表现

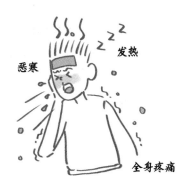

寒邪致病的表现

寒邪致病

冬季之气寒，本是自然规律，但若寒冷太过，伤人致病则为寒邪。寒邪也可见于其他季节。寒邪以寒冷、凝滞、收引为基本特征。

寒邪致病的特点

典型症状	原理
疼痛	寒凝经脉，气血运行变慢，凝滞阻塞不通
发热、恶寒、无汗（伤寒）；吐泻清稀、脘腹冷痛（寒中脾胃）	寒邪易耗伤阳气，阳气受损，失于温煦之功，故全身或局部出现明显的寒象

◎ 被传染——疠气致病

疠气不是由气候变化所形成的致病因素，而是一种病原微生物，也就是疫。疠气经过口、鼻等由外入体内而致病。如痄腮、流行性感冒、猩红热、白喉、霍乱、鼠疫、禽流感等都属于疠气致病的范畴。

疠气致病的特点：① 发病急骤，病情危笃；② 传染性强，易于流行；③ 一气致一病，感病者症状相似。

疠气与六淫的区别

	疠气	六淫
性质	瘟疫	温病
致病因素	病原微生物	气候变化
传染与否	传染	不传染

◎ 人体内部有矛盾——内伤病因

内伤病因，是指人的饮食、情感活动、劳逸等不循常度，超出了自身的调节能力，导致气血津液失调，脏腑功能紊乱而发病的致病因素。因邪气来源、损伤途径及致病特点等均有别于外感病因，而且多直接伤及内脏，故称为内伤病因。内伤病因主要包括饮食失宜、七情内伤、劳逸失度三个方面。

吃得不对——饮食失宜致病

人体气血的生成主要依赖饮食，可以说，饮食是生命活动的物质基础。因此，饮食不当导致疾病是很常见的，中医称为饮食损伤。

饮食损伤主要包括饮食不节、饮食不洁、饮食偏嗜三个方面。

饮食不节

饮食不节的类型及伤害

类型	伤害
过饥	气血亏虚，脏腑失养，功能活动衰退
	正气不足，抗病能力下降，易招致外邪，继发其他疾病
	长期摄食过少，胃腑失养，损伤胃气而致胃部不适
过饱	食滞不化而致脘腹胀满疼痛、嗳腐泛酸、呕吐、泄泻、厌食
	食滞日久，损伤脾胃，升降失序，聚湿、化热、生痰而生其他病变
	营养过剩而发展为消渴、肥胖、心脉痹阻等
	食滞肠道，阻碍气血流通，导致痢疾或痔疮

饮食不洁

饮食不洁的类型及伤害

类型	伤害
进食腐败变质食物	脘腹疼痛、恶心呕吐、肠鸣腹泻或痢疾
进食寄生虫污染食物	导致寄生虫病，症见腹痛时作、嗜食异物、面黄肌瘦
进食毒疫污染食物	发生传染性疾病
进食毒性或被毒物污染的食物	发生食物中毒，轻则脘腹疼痛、呕吐腹泻，重则危及生命

饮食偏嗜

饮食偏嗜的类型及伤害

类型	伤害
寒热偏嗜	偏嗜生冷寒凉食物，耗伤脾胃阳气，导致寒湿内盛
	偏嗜辛温燥热食物，肠胃积热，或酿成痔疮
	嗜酒成癖，久易聚湿、生痰、化热而致病
五味偏嗜	偏嗜咸味会伤血脉，导致血瘀；偏嗜苦味会伤皮肤，使皮肤粗糙、毛发脱落；偏嗜辛味会伤筋，使爪甲枯萎；偏嗜酸味会伤肉，使口唇干裂；偏嗜甘味会伤骨，使骨痛发脱
食类偏嗜	营养缺乏，可发生多种病变
	偏食肥甘厚味，会聚湿、生痰、化热，易致肥胖、眩晕、中风、胸痹、消渴等病变

情绪不好——七情内伤致病

七情，即喜、怒、忧、思、悲、恐、惊七种正常的情志活动，是人的精神意识对外界事物的反应。

七情与人体脏腑功能活动有密切关系，分属于五脏，以喜、怒、思、悲、恐为代表。在正常的活动范围内，七情一般不会致病。只有突然强烈或长期持久的情志刺激，超过人体正常的生理活动范围才会致病，即喜则气缓、怒则气上、忧则气聚、思则气结、悲则气消、恐则气下、惊则气乱。

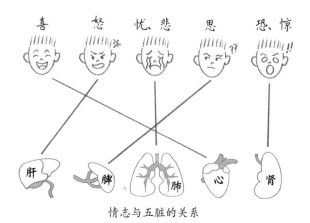

情志与五脏的关系

喜则气缓——过喜伤心

《素问·举痛论》中说："喜则气和志达，营卫通利，故气缓矣。"人在喜悦时，营卫之气运行会很通畅，心情愉悦，气机和缓，为健康状态。

但凡事要有度，如果开心过头，对心就有伤害了，表现为喜则气缓。这里的"缓"和上文中的"缓"意思不一样，喜则气缓的"缓"是涣散的意思。比如有人中了彩票，一时开心过头，竟晕过去了。就是因为太开心了，气机涣散不收，影响到神志。人在大笑过后，或者很开心的时候，很难产生斗志去做一件事情，反而什么事情都不想做了，显得懒散。这就是气机缓慢下来的时候，出现的一种懈怠状态。

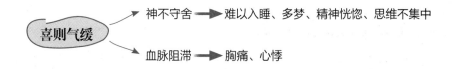

喜则气缓 ——> 神不守舍 ——> 难以入睡、多梦、精神恍惚、思维不集中

喜则气缓 ——> 血脉阻滞 ——> 胸痛、心悸

怒则气上——过怒伤肝

气上，气机上逆之意；怒为肝志。一时性的激怒，一般不会致病，但暴怒则会伤肝。暴怒时肝气上逆，血随气升，可见头晕头痛、面赤耳鸣，甚则呕血或晕厥。这就是人们在争吵激烈时会脸红脖子粗的原因。

肝的问题还常常会引发脾胃方面的症状。因为肝属木，脾属土，木克土，也就是肝气横逆而乘犯脾胃，这会影响脾胃的运化功能，出现呕吐呃逆、嗳腐吞酸、食欲不振、腹痛腹泻等。有些人一生气就腹胀或腹泻，这种情况需要疏解一下肝气，而不能仅仅治疗脾胃。

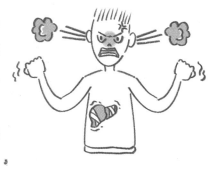

过怒伤肝

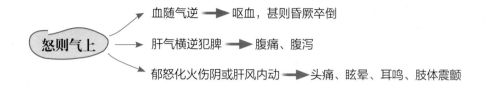

悲则气消——过悲、过忧伤肺

气消，肺气消耗的意思。悲哀太过，往往通过耗伤肺气或使肺失于宣降，日久可导致心、肝、脾等多脏病变。伤肝时则精神错乱，甚至出现抽筋、胁痛等问题；伤心时则致心悸、精神恍惚等症；伤脾时则三焦气机阻塞不通，脾胃无法运化，可出现脘腹胀痛、四肢无力等症。

悲则气消 ⟶ 耗伤肺气 ⟶ 气短胸闷、精神萎靡、血色惨淡

思则气结——过思伤脾

气结，脾气郁结之意。思为脾志。在日常的生活、学习和工作中，人们需要不断思考。然而思虑过度对人体有害，表现为"思则气结"。

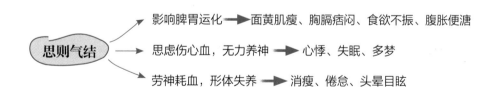

"思则气结"影响脾。因为人在思考的时候，阳气集中到大脑，会导致脾胃长时间动力不足，就会消耗脾胃本身的元气，消化能力会降低。

"思则气结"也会影响心。很多人有这种经历：一旦有一段时间思虑太过，夜晚睡觉的时候，大脑就会不自觉地想东想西、浮想联翩，结果一个晚上都睡

不着，即使睡着了，也不断地做梦。这就是因为思虑太过伤了心血，使心血虚弱，无力养神所致。

"思则气结"还会劳神耗血。心脾气血不足，神无所养，意无所存，便会出现各种神志问题，如心悸怔忡，甚至哭笑无常等。

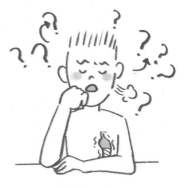

过思伤脾

恐则气下——过恐伤肾

气下，精气下陷的意思。恐为肾志。极度恐怖和畏惧，易导致气机下陷，肾气不固，失于封藏。很多猝然遭遇惊恐的人常常会出现大小便失禁、面色苍白、手足不温或肢体痿软瘫痪等症状，就是这个原因。

恐惧除了伤肾，因精气下陷，则心、肺失其所养，水、火升降不交，可见胸满腹胀、心神不安、失眠等症。

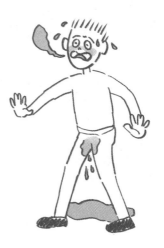

过恐伤肾

恐则气下 ⟶ 精气下陷 ➡ 脸色苍白、大小便失禁、手足不温、心神不安、失眠

● **惊与恐有不同**

惊、恐虽然常并称，实则有所不同。惊自外来，为事前不知而受吓；恐由内生，是事情尚未发生之前或者发生之后，精神时时处于恐惧状态。

太闲或太累——劳逸失度致病

过劳，包括劳力过度、劳神过度和房劳过度。

过逸，即过度安逸。不劳动，又不运动，会使人体气血运行不畅，筋骨柔脆，脾胃呆滞，体弱神倦，或发胖臃肿，动则心悸、气喘、汗出等，还可继发其他疾病。

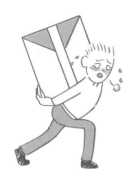

劳力过度伤气伤筋骨

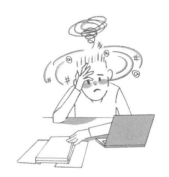

劳神过度耗血伤脾

◎ 体内有垃圾——痰饮、瘀血、结石致病

疾病的发生和发展是一个复杂的过程，在其过程中，原因和结果可以相互转化。体内的病理产物，如果没有及时排出而滞留体内，又可成为新的致病因素，引起各种新的病理变化。最常见的致病病理产物有痰饮、瘀血、结石等。

痰饮致病

痰饮是机体水液代谢障碍所形成的病理产物。当体内水液失于传输、运化时，便会停留或渗注于某一部位而发生痰饮之证。

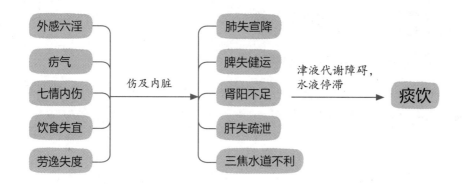

痰饮形成的过程

痰饮致病通常会阻碍经脉气血运行，阻滞脏腑气机，影响水液代谢，蒙蔽清窍，从而出现多种症状。

- **阻碍经脉气血运行** ➡️ 肢体麻木，屈伸不利
- **阻滞气机升降** ➡️ 胸闷气喘，善叹息，恶心呕吐
- **影响水液代谢** ➡️ 水肿
- **蒙蔽清窍** ➡️ 头晕目眩

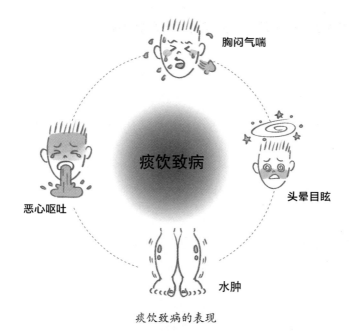

痰饮致病的表现

● 痰与饮的区别

痰和饮既有区别又有联系：二者都是津液代谢障碍所形成的病理产物，"积水成饮，饮凝成痰"。一般将较稠浊的称为痰，清稀的称为饮。痰不仅是指咳吐出来有形可见的痰液，还包括瘰疬、痰核和停滞在脏腑经络等组织中的痰液。

瘀血致病

瘀血是指因血行失度，使机体某一局部的血液凝聚而形成的一种病理产物。

瘀血形成的原因：一是气虚、气滞、血寒、血热等内伤因素，导致气血功能失调而形成瘀血；二是各种外伤因素，直接导致瘀血。

瘀血致病具有明显的特点：

① 疼痛：一般多刺痛，固定不移，且多有昼轻夜重的特征，病程较长。

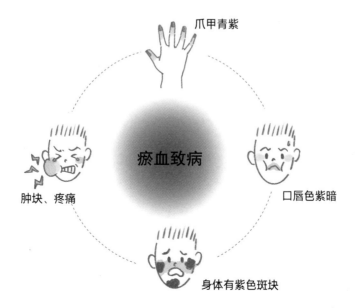

爪甲青紫

瘀血致病

肿块、疼痛

口唇色紫暗

身体有紫色斑块

瘀血致病的表现

② 肿块：肿块固定，在体表色青紫或青黄，在体内为癥积，较硬或有压痛。

③ 出血：血色紫暗或夹有瘀块。

④ 色紫暗：如面部、口唇、爪甲青紫，舌质紫暗，或舌有瘀斑、瘀点等。

结石致病

结石是指停滞于脏腑管腔的坚硬如石的物质，致病因素不明，饮食服药不当、情志内伤、久病损伤及体质差异都可能是致病因素。

结石多发于胆、胃、肝、肾、膀胱等脏腑，也可发生于眼（角膜结石、前房结石）、鼻（鼻石）、耳（耳石）等部位。结石致病的明显特征就是疼痛。常为阵发性疼痛，或为隐痛、胀痛、绞痛。疼痛部位常固定不移，亦可随结石的移动而有所变化。

（ 中医防病的原则 ）

防病就是采取一定的措施，防治疾病的发生和发展，也被称为"治未病"。包括未病先防、既病防变、瘥后防复三个方面。

◎ 未病先防

未病先防，是指在疾病未发生之前做好各种预防工作，以防止疾病的发生。即《素问·四气调神大论》中所说的："圣人不治已病治未病，不治已乱治未乱。"未病先防是中医学预防疾病思想最突出的体现。

未病先防主要包括两个方面：一是培补正气；二是防御外邪。因为疾病的发生与正气和邪气两方面的因素有关：正气不足是疾病发生的内在原因，邪气侵犯是疾病发生的重要条件。

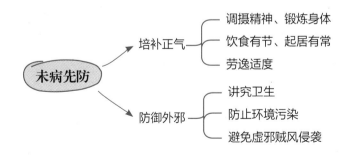

◎ 既病防变

既病防变，是指疾病发生以后，应早诊断、早治疗，以防止疾病的发展与传变。

疾病初期，一般病位较浅、病情较轻，对正气的损害也不太严重，这时进行诊断与治疗，比较容易治愈。有时候一些病证虽未发生，但已出现某些先兆，或处于萌芽状态，此时采取措施，防微杜渐，就可以预防其发生和发展。

疾病一旦产生，就会处于发展变化中，通常会按照五行相乘或相侮的规律传变，因此诊治疾病时，不能仅对发生病变的部位进行治疗，还必须掌握疾病发展传变的规律，准确预测病邪传变趋向，对可能被影响的部位采取预防措施，以阻止疾病传至该处，防止其发展和传变。《难经·七十七难》中说："所谓治未病者，见肝之病，则知肝当传之于脾，故先实其脾气，无令得受肝之邪，故曰治未病焉。"意思是，在治疗肝病时，为了防止肝木乘克脾土，常配合健脾和胃的方法。其他脏腑疾病的预防道理相同。

未病先防与既病防变，均属于未雨绸缪、防患于未然。

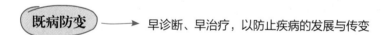

既病防变 —→ 早诊断、早治疗，以防止疾病的发展与传变

◎ 瘥后防复

瘥就是病愈的意思。瘥后防复，是指防止疾病愈后复发。疾病瘥愈阶段，人体正气比较虚弱，邪气还没有完全去除，机体处于不稳定状态，功能还没有完全恢复。这个阶段易出现疾病反复，要注意加强生活调摄，巩固治疗，以防止疾病复发。比如，有些感冒患者，瘥愈后一段时间内仍有轻度头痛、身体乏力、食欲不振等症状，就需要采用适宜的干预方法，否则遇外邪、内伤等因素，很容易再次加重。

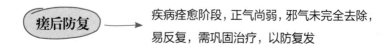

瘥后防复 —→ 疾病瘥愈阶段，正气尚弱，邪气未完全去除，
易反复，需巩固治疗，以防复发

中医治病的法则

中医治病的法则很多，常见的包括扶正祛邪、标本先后、正治与反治、调整阴阳、调和气血等。

◎ 扶正祛邪

扶正，就是培补正气，以增强体质，提高机体的抗病力，从而驱逐邪气，以达到战胜疾病、恢复健康的目的。培补正气的方法包括使用扶助正气的药物或其他疗法，并配合饮食、锻炼等辅助方法。

祛邪，就是利用驱除邪气的药物或其他疗法，以祛除病邪，达到邪去正复、恢复健康的目的。

扶正祛邪的应用

	适应证	具体方法
扶正	虚证	气虚补气，阳虚益阳，阴虚滋阴，血虚养血
祛邪	实证	发汗、涌吐、泄下、清热、利湿、消导、行气、活血
先攻后补	邪实为主而正未虚衰的实证	先扶正后祛邪。如瘀血所致的崩漏，应先活血化瘀，然后再进行补血
先补后攻	正虚邪实、正气虚衰不耐攻的病证	先祛邪后扶正。如臌胀，必须先扶正、再祛邪
攻补兼施	正虚邪实，但二者均不甚重的病证	扶正与祛邪并用。如气虚感冒，应以补气为主，兼解表

◎ 标本先后

针对病证中标、本主次的不同，通常采取"急则治标、缓则治本"的法则，以达到治病求本的目的。

1. 缓则治本

缓则治本一般适用于慢性疾病，或病势向愈、正气已虚而邪尚未尽之际。比如内伤类疾病，病情缓慢，脏腑气血已衰，必须使脏腑精气充足，正气逐渐恢复，不可贪求速胜。

2. 急则治标

急则治标，一般适用于急病且病情非常严重，或疾病在发展过程中出现危及生命的某些证候时。因为初病时邪未深入，此时治标可去其邪，能避免正气受伤，机体更容易恢复健康。

不过，"急则治标、缓则治本"也不能绝对化。比如亡阳虚脱时，急用回阳救逆之法，看似治标，其实也是治本。再比如大出血之后，气随血脱，急用独参汤益气固脱，看似治标，也是治本。这里，不论标本，只要把握急者先治这一原则，就不会错。同时，缓的时候也不是不可以治标，比如，脾虚气滞患者，用理气药兼治其标，就比单纯补脾效果要更好。

3. 标本同治

如果是标病和本病俱急，则需要标本兼顾。如痢疾患者，饮食不进是正气虚，属于本；下痢不止是邪气盛，属于标。此时标本俱急，应扶正药与清利湿热药同用，这就是标本同治。又如脾虚气滞患者，脾虚为本，气滞为标，既可用人参、白术、茯苓、甘草等健脾益气以治本，又可配伍木香、砂仁、陈皮等理气行滞以治标。

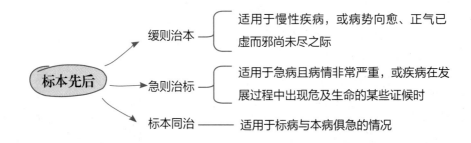

标本先后
- 缓则治本 —— 适用于慢性疾病，或病势向愈、正气已虚而邪尚未尽之际
- 急则治标 —— 适用于急病且病情非常严重，或疾病在发展过程中出现危及生命的某些证候时
- 标本同治 —— 适用于标病与本病俱急的情况

◎ 正治与反治

1. 正治

正治就是逆着证候性质而治，也称为"逆治"，是最常用的一种治疗法则，适用于疾病的本质和现象相一致的病证。

2. 反治

反治就是顺从疾病假象而治，也称为"从治"。适用于疾病的征象与本质不完全一致的病证。

正治与反治的应用

	方法	含义	具体运用
正治	寒者热之	寒证见寒象，用温热药治疗	如表寒证用辛温解表法，里寒证用辛热温里法
	热者寒之	热证见热象，要用寒凉的药物治疗	如表热证用辛凉解表法，里热证用苦寒清热法
	虚者补之	虚证见虚象，用补益的药物补其虚	如阳虚证用益阳法，阴虚证用滋阴法
	实者泻之	实证见实象，则用泻法泻其邪	如食积证用消导法，水饮停聚证用逐水法，血瘀证用活血化瘀法
反治	热因热用	用热性药物治疗具有假热症状的病证	如四肢逆冷、下利清谷，但脉沉细、面颊浮红、烦躁、口渴欲冷饮，为真寒假热证，用白通汤（葱白、干姜、附子煎汤冷服）
	寒因寒用	用寒性药物治疗具有假寒症状的病证	如热厥证，出现四肢厥冷，但壮热、口渴、便燥等热证才是疾病的本质，用寒凉药治其真热，假寒自消
	塞因塞用	用补益的药物治疗具有闭塞不通症状的病证	如脾胃虚弱、气机升降失司所致的脘腹胀满等症，治疗时应采取补脾益胃的方法
	通因通用	用通利的药物治疗具有实性通泄症状的病证	如食积腹泻，治以消导泻下；瘀血所致的崩漏，治以活血化瘀

◎ 调整阴阳

调整阴阳，就是针对机体阴阳偏盛偏衰的变化，损其有余，补其不足，使阴阳恢复到相对平衡状态。

人体患病本质上是阴阳间的协调平衡遭到破坏，出现了偏盛或偏衰的结果，因此，调整阴阳是中医治疗疾病的根本法则。

1. 损其有余

损其有余，即损其偏盛的一方，适用于阴或阳一方偏盛有余的病证。

① 抑其阳盛："阳盛则热"，阳盛所致的实热证，应用清泻阳热、"治热以寒"的法则治疗。

② 损其阴盛："阴盛则寒"，阴盛所致的实寒证，应当温散阴寒、"治寒以热"，用"寒者热之"的法则治疗。

2. 补其不足

补其不足，即补其偏衰的一方，适用于阴阳偏衰的病证。

① 阳病治阴，阴病治阳：虚热证属阳病，其原因是阴虚，就可以采用"阳病治阴"的原则，滋阴以制阳亢。虚寒证属阴病，其原因是阳虚，就可以采用"阴病治阳"的原则，补其阳虚，使阴阳平衡。

② 阳中求阴，阴中求阳：由于阴阳互根（相互对立的阴阳双方，又相互依存、相互化生、相互为用、相互吸引），因此治疗阴虚证时，通常会在滋阴剂中适当佐以补阳药，即所谓"阳中求阴"。治疗阳虚证时，通常会在助阳剂中适当佐以滋阴药，即所谓"阴中求阳"。故临床上治疗血虚证时，常在补血剂中加入一些补气药。

③ 阴阳双补：由于阴阳互根，所以阴虚可累及阳，阳虚可累及阴，从而出现阴阳两虚的病证，治疗时要阴阳双补。由于疾病的各种病理变化都可用阴阳失调加以概括，因此解表攻里、升清降浊、补虚泻实等治疗方法，都属于调整阴阳的范围。

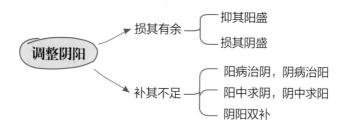

◎ 调和气血

调和气血，就是根据气和血的不足及其各自功能的异常等情况，采取"有余泻之，不足补之"的原则，使气顺血和、气血协调。

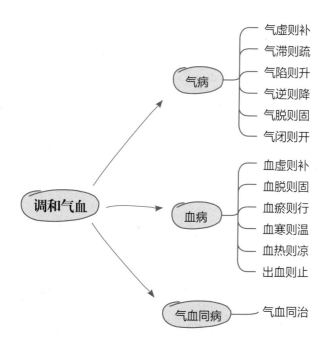

（什么是辨证施治）

辨证施治，就是认识疾病和治愈疾病的过程。"辨证"是认识和诊断疾病的阶段；"施治"是根据辨证的结果，采取相应治疗的过程。

中医辨证，包括脏腑辨证、气血津液辨证、六经辨证、三焦辨证、病因辨证、卫气营血辨证等，每一种都各有特点和侧重。这里只讲讲最常见的脏腑辨证。

脏腑辨证，是根据脏腑的生理功能、病理表现，对疾病证候进行归纳，并据此推究病机，以判断病变的部位、性质、邪正盛衰的一种辨证方法。下面以心病辨证为例进行介绍。

心主血脉，心藏神，其经脉下络小肠，与小肠相表里，病变多表现为血脉运行障碍和精神意识思维活动异常，如心悸、心痛、失眠、昏迷、发狂等。小肠主泌别清浊，病变主要表现为大小便异常，如腹泻、尿红、尿频等症。

心气虚证、心阳虚证都是多因久病体虚，或素来禀赋不足，或老年脏气衰弱，或突受精神刺激而损伤心气等所致，在症状上有相同之处，也有相异之处。

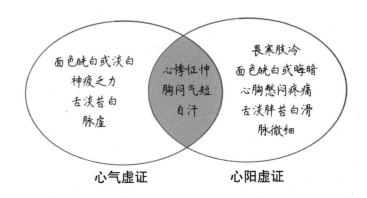

面色㿠白或淡白
神疲乏力
舌淡苔白
脉虚

心悸怔忡
胸闷气短
自汗

畏寒肢冷
面色㿠白或晦暗
心胸憋闷疼痛
舌淡胖苔白滑
脉微细

心气虚证　　　　　心阳虚证

心气虚证

心气不足所表现的证候。常由先天不足、劳心过度、久病体虚、老年体衰等因素引起。

证候分析

● 心气不足，鼓动乏力 ➡ **心悸怔忡**

● 心气亏虚，胸中宗气运转无力 ➡ **胸闷气短**

● 心神失养 ➡ **神疲乏力**

● 动则气耗 ➡ **劳累之后诸症加剧**

● 汗为心液，心气虚则肌表不固 ➡ **自汗**

● 气虚运血无力，不能上荣 ➡ **面色淡白或㿠白，舌淡苔白，脉虚**

辨证要点：心悸，与气虚证并见。

治疗方法：益气养心。方用归脾丸、柏子养心丸等。

心阳虚证

心阳气虚衰所表现的证候。凡心气虚甚、寒邪伤阳、汗下太过均可引起此证。

证候分析

● 心阳不振，鼓动无力，心动失常 ➡ **心悸怔忡**

● 胸阳不振，阳虚则寒凝，寒凝则经脉不通 ➡ **胸闷气短，甚则胸痛**

● 心阳虚衰，卫外不固 ➡ **自汗**

● 阳气亏虚，形体失于温煦 ➡ **畏寒肢冷**

● 心阳虚不能运血上荣 ➡ **面色㿠白或晦暗**

● 均为阳虚寒盛之象 ➡ **舌淡胖、苔白滑，脉微细**

辨证要点：心悸怔忡、胸闷或心痛，与阳虚证并见。

治疗方法：温补心阳。方用参附汤等。

中药是怎么治病的

中医治病的一个重要手段是中药。中药能治病，是通过协调身体阴阳状态而达到的。

怎么协调身体阴阳状态呢？这涉及中药里面两个特别重要的概念——偏性和归经。中药的偏性包括两个方面：一是药物的"气"，二是药物的"味"。"气"也称作"性"，就是中药是什么性质的，是寒的、热的、温的还是凉的。"味"包括酸、苦、甘、辛、咸五种。归经，指的是药物服用之后会作用于哪个部位。

简单来说，中药治病就是依靠其所具有的偏性来恢复人体内在平衡，并通过归经作用于相应的脏腑，从而起到治愈疾病的效果，可以用"万物相生相克，药物以偏纠偏"来概括。

◎ 中药的"四气"

药物的"气"分为四种，即温、热、寒、凉，此外还有一些药物的药性比较平和，即平性。

中药的温、热、寒、凉不是通过手触摸感知到的，而是服用以后身体感知到的，或者是通过所起到的作用而推知的。比如，我们咀嚼薄荷的时候会觉得口中凉凉的，那么薄荷的气就属于凉；吃生姜时口中会感到刺激温热，那么生姜的气就属于温。再比如，吃了菊花，会感到身体凉爽，那么菊花的气就属于寒；吃了紫苏之后会感到身体发热会出汗，那么紫苏的气就属于温。

中药的性质是怎么影响身体的呢？比如胃痛，诊断是虚寒所致，这个虚寒是相对于健康的平和状态来讲的，想要回归健康的平和状态，就得用温热的药物去调整，比如干姜、生姜一类的；反之如果出现实证发热，那就用寒凉的药物调整，比如石膏、黄连、栀子、菊花、桑叶等，如果是阴虚发热的话，就要用滋阴的药物，如果用寒凉的药物，会进一步损伤阴液，加重阴虚症状。也可以简单地理解为，就是用中药的偏性去中和身体过于寒凉或者过于热盛的状态，让身体回归平和状态，即"寒者热之，热者寒之"。

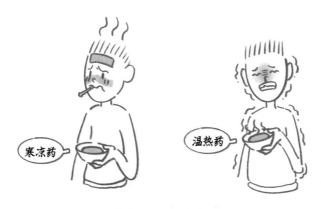

寒者热之，热者寒之

◎ 中药的"五味"

中药的怪味是很多人比较抗拒的，但是我们却不能去掉这些怪味，因为这怪味本身就是药性的体现。

中药分为五味，即甘、酸、苦、辛、咸，分别对应了五脏的脾、肝、心、肺、肾。比如防风味辛能发散，发散就是防风这味药的药效，辛味作用于肺，通过发散，就能把身体里的寒邪散掉。再比如生姜、紫苏叶也是味辛，再加上其气属温，故都能发散风寒。风寒感冒的时候，喝一碗姜汤或者紫苏叶茶，发汗之后身体就会变得清爽。再如治血瘀头痛时，中药方剂里常会用到川芎，也是因为川芎味辛，能散瘀血。

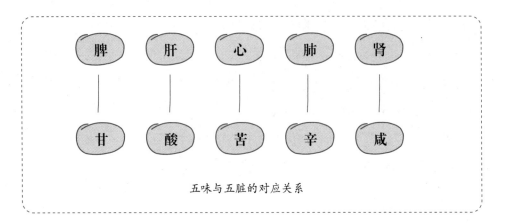

五味与五脏的对应关系

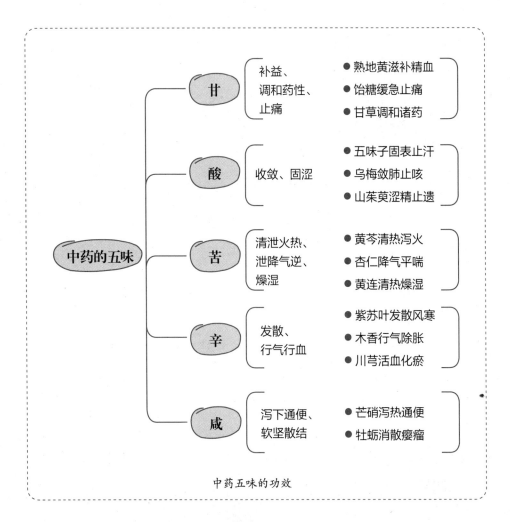

中药五味的功效

　　每一种味都对身体有特殊的作用，既能致病，也能治病。比如很多人平时吃东西太咸了，就容易发生腹泻，这也是"味"在作怪，因为咸味有泻下通便的作用。当然，反过来看，在发生便秘的时候，就可以用咸味之物来通便，比如芒硝。

◎ 中药的"归经"

　　治病得知道病在哪里，才能有针对性地用药。前面说五味对应五脏，只是一个方面，中药还有一个很重要的性质，叫作归经。结合了中药这个性质再用药，疗效就会大大提升。

　　比如荆芥归肺、肝经，就是说这味药服用之后会重点作用于肺和肝，那么肺的问题、肝的问题，用药时在考虑性味的同时还要考虑到这一点。

　　就像性味一样，归经也是在长期的实践和疗效观察中总结出来的。比如贝母、杏仁能治喘咳胸闷，归肺经。青皮、香附能治胁痛，归肝经。麝香能开窍醒神，酸枣仁、远志能养心安神治心悸，归心经。有些药物的归经，是根据脏腑的相互影响来确定的。比如麻黄能通过宣降肺气达到利尿的作用，就归膀胱经。再比如，能祛湿的药物一般归脾经，因为脾主湿，药物作用于脾才能祛除水湿。

　　正是因为性味归经如此重要，所以我们在介绍某一味中药的时候，最先提到的就是这三个方面，然后才会说有什么功效，而这功效，也都是从这些性质而来的。

（常用方剂怎么选）

◎ 什么是方剂

方剂是在辨证的基础上选药配伍组成的。方剂不是单纯的药物堆积，而是有一定的原则和规律。古人用"君、臣、佐、使"来说明药物配伍的主从关系。一个疗效确切的方剂，必须是针对性强、组方严谨、方义明确、重点突出、少而精悍。

君药 是针对病因或主证起主要治疗作用的药物，一般效力较强，药量较大。

臣药 是指方中能够协助和加强君药作用的药物。

佐药 方剂中协助君药、臣药以治疗兼证与次要症状，或制约君药、臣药的毒性与烈性，或用作反佐的药物的统称。分佐助药、佐制药、反佐药等。

使药 主要起引经或调和的作用。引经就是引方中诸药至病所。调和就是调和方中诸药，使其能更好地发挥作用，比如甘草。

"君、臣、佐、使"药物的选用，也是要通过辨证确定。比如恶寒发热、无汗而喘、头痛、脉浮紧，辨证为风寒表实证，可用麻黄汤治疗。方中麻黄辛微苦、温，发汗解表，可除风寒主证，为君药；桂枝，辛甘、温，发汗解肌，协助麻黄增强发汗解表之功，为臣药；杏仁，苦、温，助麻黄宣肺平喘，以治咳喘之兼证，为佐药；甘草，甘平，调和诸药，为使药。

当然，不是每一个方剂"君、臣、佐、使"都是齐全的，有些方剂比较简单，除了君药外，其他成分不一定都具备。如芍药甘草汤，只有君、臣两味药；左金丸，只有君药黄连和佐药吴茱萸；独参汤，则只有君药人参。只要辨证准确，

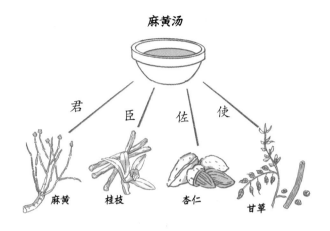

麻黄汤

君　　臣　　佐　　使

麻黄　　桂枝　　杏仁　　甘草

麻黄汤中的君臣佐使

无论选用的药只有一味还是有多味，都能起到应有的效果。

◎ 方剂的类型

方剂有多种剂型，常用的有丸剂、散剂、膏剂、丹剂、片剂、冲剂、汤剂等几类。

丸剂

丸剂是将药物研成细粉后，用水、蜜，或米糊、面糊、酒、醋、药汁等黏合物做成的圆形固体剂型。

丸剂吸收缓慢，药力持久，体积小，服用、携带、贮存都比较方便，是一种常用的剂型。一般适用于慢性、虚弱性疾病，如归脾丸、人参养荣丸等；亦可用于急症，如安宫牛黄丸、苏合香丸等。临床常用的丸剂有蜜丸、水丸、糊丸、浓缩丸等数种。

散剂

散剂是将药物研碎，成为均匀混合的干燥粉末，有内服与外用两种。内服散剂末细量少的，可直接冲服，如七厘散；粗末的，临用时加水煮沸取汁服用，如香苏散。外用散剂一般外敷患病部位，如生肌散、金黄散；亦有点眼、吹喉外用的，如冰硼散。散剂的优点是制作简便，便于服用和携带，吸收较快，节省药材，不易变质。

膏剂

膏剂是将药物用水煎汁，浓缩成稠厚半固体状。用时挑取适量，用开水冲服。另外，也有用植物油熬炼做成外贴用的膏药。内服的如雪梨膏等，外用的如风湿膏、狗皮膏药等。

丹剂

丹是用加热升华等方法制成的一种化合制剂，主要为矿物类药物。丹剂具有剂量小、作用大、含矿物质的特点，多外用，如红升丹、白降丹等。

此外，习惯上把某些较贵重的药品或有特殊功效的药物剂型也叫作丹，如至宝丹、紫雪丹等，实际上还是丸的形式。所以，丹剂并非一种固定的剂型。

片剂

片剂是将中药加工或提炼后与辅料混合，压制成圆片状剂型。片剂用量准确，体积小。味很苦的或具有恶臭的药物经压片后再包糖衣，使之易于吞服；如需在肠道中起作用或遇胃酸易被破坏的药物，则可做成肠溶片，使之在肠道中分解。片剂应用较广，如银翘解毒片、桑菊感冒片等。

冲剂

冲剂是将中药提炼成稠膏，加入部分药粉或糖粉制成颗粒散剂干燥而成。用开水冲服，非常方便。冲剂一般含糖较多，特别适合制作小儿用药。

汤剂

汤剂即水煎剂，药物配齐后，用水或黄酒或水酒各半煎取药汁。如麻黄汤、归脾汤等。汤剂的优点是吸收快、疗效快，而且便于中药的加减，能较全面地照顾到每一位患者或各种病证的特殊性，是中医临床使用最广泛的一种剂型。

除此之外，还有酒剂（药酒）、栓剂（坐药、塞药）、糖浆剂、注射剂、茶剂等剂型。

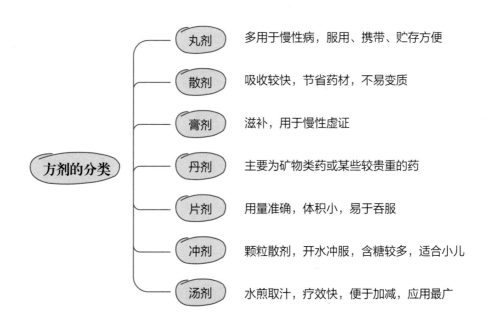

方剂的分类	丸剂	多用于慢性病，服用、携带、贮存方便
	散剂	吸收较快，节省药材，不易变质
	膏剂	滋补，用于慢性虚证
	丹剂	主要为矿物类药或某些较贵重的药
	片剂	用量准确，体积小，易于吞服
	冲剂	颗粒散剂，开水冲服，含糖较多，适合小儿
	汤剂	水煎取汁，疗效快，便于加减，应用最广

◎ 如何正确选择中药治疗

感冒了，如果是购买中成药，你会发现，治疗感冒的中成药会分好几种。有时候，明明都是感冒，吃了同样的中药，有的人好了，有的人却不起作用，这是为什么呢？

原因就在于中医治的不是病，而是证。即便是同一种疾病，由于引发疾病的原因和病机不同，那治疗方法也会不同。比如感冒属于一种疾病，俗称"伤风"，由于每个季节的"风"有不同，再加上每个人的身体素质差异，因此表现出的症状也会各不相同。这些症状实际上就反映出各自不同的病因和病机。只有针对这背后的病因选择适合的中药，才会有效。

常见的感冒可分为风寒感冒、风热感冒、暑湿感冒。

感冒常见类型及用药

类型	病因	主要症状	治法	方剂
风寒感冒	寒邪侵袭，导致肺气失宣	恶寒重、发热轻、头痛、咳嗽、多稀白痰、鼻塞或流清涕	辛温解表宣肺散寒	荆防颗粒 感冒清热颗粒
风热感冒	热邪侵犯体表，导致肺气失和	恶寒轻、发热重、头胀痛、咽喉肿痛、咳嗽吐黄痰	辛凉解表宣肺清热	银翘散 双黄连口服液
暑湿感冒	感受暑湿邪气，暑湿困脾	畏寒、发热、头胀痛、腹痛、腹泻	清暑解表芳香化湿	藿香正气口服液

以上三类感冒，虽然使用的都是解表药，但三类药所解的表证却完全不同。如果不分证型，混用解表药，或者只是一味地吃"感冒药"，很可能不会有效果，甚至适得其反。

此外，体虚者有时也会表现出感冒症状，比如气虚、血虚、阳虚、阴虚。这类感冒通常会反复发作、迁延难愈。虽然都是表现出感冒的症状，但治疗的重点却不在于解表，而是要针对不同的虚证进行调补，气虚补气，血虚补血，阳虚补阳，阴虚补阴，如果盲目使用感冒药进行治疗，可能会进一步损伤正气再比如头痛，很多人会想到吃止痛药，但止痛药不过是暂时麻痹神经，让人感觉不到疼痛，而头痛的原因依然存在，药劲儿过后，疼痛还会再次出现。想要治愈头痛，必须找到病因，对症用药。

头痛常见类型及用药

类型	病因	主要症状	治法	方剂
风寒头痛	寒邪侵袭，寒凝血滞而痛	头痛起病较急，痛连项背，恶风畏寒，口不渴，苔薄白，脉浮紧	疏散风寒	川芎茶调散
风热头痛	风热上扰清窍，气血逆乱而痛	起病急，头痛而胀、头痛如裂，发热或恶风，面红目赤，口渴欲饮，便秘，舌红苔黄，脉浮数	疏风清热	芎芷石膏汤
风湿头痛	湿邪凝滞，蒙蔽清阳，清阳不布，气血不畅而痛	头痛如裹，肢体困重，纳呆胸闷，小便不利，大便稀溏，苔白腻，脉濡	祛风除湿	羌活胜湿汤
肝阳头痛	肝肾阴亏，肝阳上亢，清阳受扰而痛	头胀痛伴有眩晕，心烦易怒，夜眠不宁，胁痛，面红口苦，舌红苔薄黄，脉弦有力	平肝潜阳	天麻钩藤饮
肾虚头痛	肾精亏虚，髓海不足，脑部失养而痛	头痛而空，伴有眩晕耳鸣、腰膝酸软、遗精带下、少寐健忘，舌红少苔，脉沉细无力	养阴补肾	大补元煎
气血虚头痛	阴血亏损，不能上荣头部而痛	头痛而晕，心悸不宁，神疲乏力，面色黄白，舌淡苔薄白，脉沉细而弱	气血双补	八珍汤
痰浊头痛	痰湿上泛，阻滞清窍而痛	头痛昏蒙，胸脘满闷，呕恶痰涎，苔白腻，或舌胖大有齿痕，脉滑或弦滑	健脾祛湿化痰	半夏白术天麻汤
瘀血头痛	久病或因外伤致气滞血瘀而痛	头痛经久不愈、痛有定处、痛如锥刺、入夜尤甚	活血化瘀	通窍活血汤

不只是感冒、头痛，所有的疾病，均是如此，只有在辨证的基础上才能正确用药，真正做到对症治疗。

参考文献

[1] 郑洪新，杨柱. 中医基础理论. 北京：中国中医药出版社，2021.

[2] 吴勉华，石岩. 中医内科学. 北京：中国中医药出版社，2021.

[3] 沈雪勇，刘存志. 经络腧穴学. 北京：中国中医药出版社，2021.

[4] 李冀，左铮云. 中医方剂学. 北京：中国中医药出版社，2021.

[5] 王琦. 中医体质学. 北京：中国中医药出版社，2021.

[6] 姚春鹏译注. 黄帝内经. 2版. 北京：中华书局，2022.

[7] 中华中医药学会. 中医体质分类与判定. 北京：中国中医药出版社，2009.